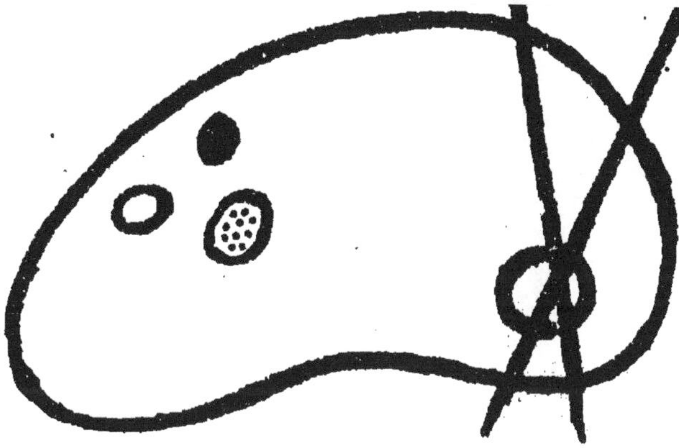

AUTEURS CÉLÈBRES

60c

Léon Tolstoï.

LA SONATE À KREUTZER

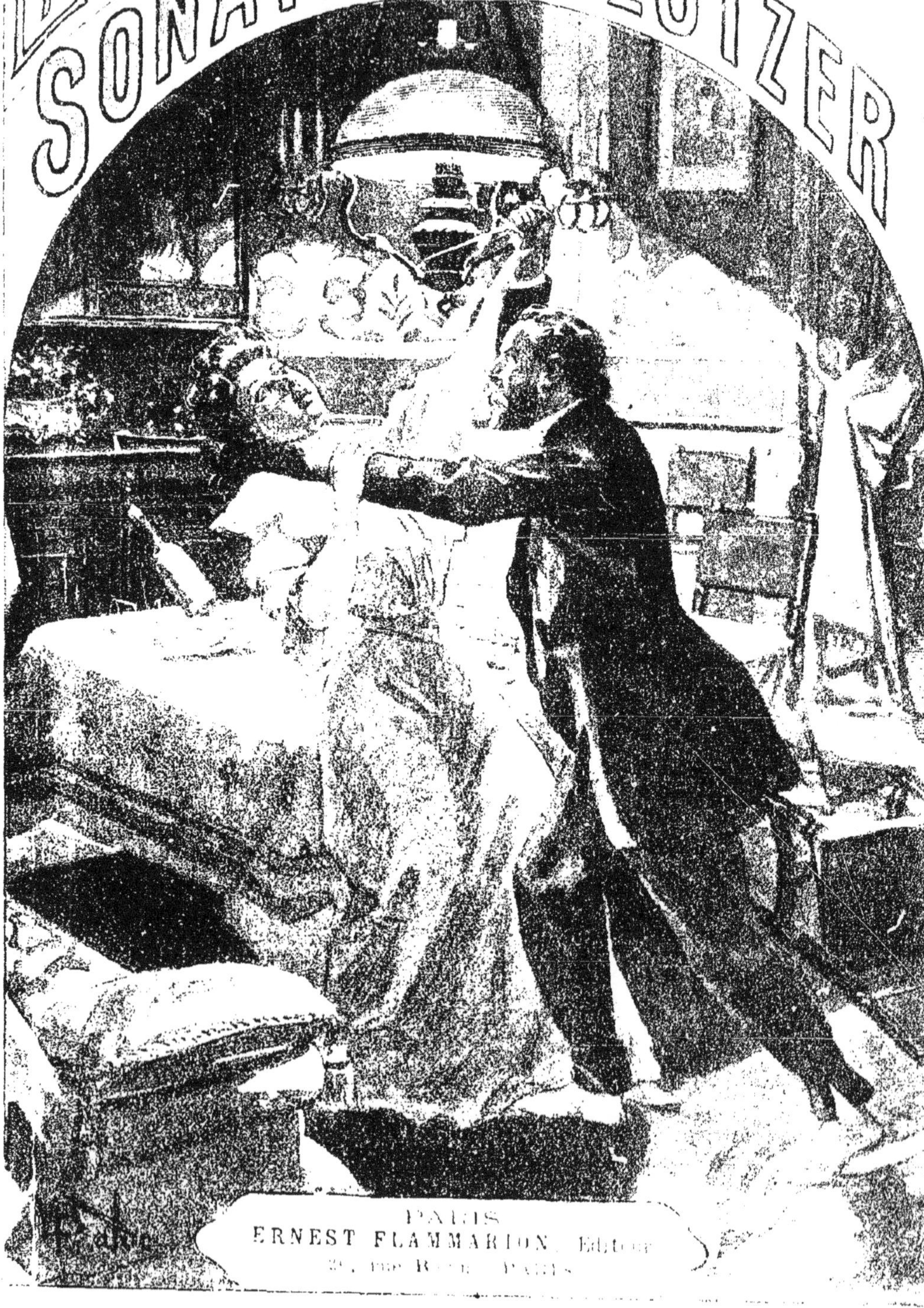

PARIS
ERNEST FLAMMARION, Éditeur
[illegible], rue R[illegible], PARIS

Sceaux. — Imp. Charaire.

SONATE

A

KREUTZER

ÉMILE COLIN ET Cie — IMPRIMERIE DE LAGNY

COMTE LÉON TOLSTOÏ

SONATE A KREUTZER

Traduit du russe

Par E. HALPÉRINE-KAMINSKY

PARIS
ERNEST FLAMMARION, ÉDITEUR
26, RUE RACINE, 26

SONATE A KREUTZER

Mais moi, je vous dis que quiconque regarde une femme pour la convoiter, il a déjà commis l'adultère avec elle dans son cœur. (SAINT MATHIEU, V. 28.)

Ses disciples lui dirent : Si telle est la condition de l'homme avec la femme, il ne convient pas de se marier. Mais il leur dit : Tous ne sont pas capables de cela, mais *ceux-là seulement* à qui il a été donné, car il y a des eunuques qui sont nés tels, dès le ventre de *leur* mère ; il y en a qui *ont été faits* eunuques par les hommes, et il y en a qui se sont faits eunuques eux-mêmes pour le royaume des cieux. Que celui qui peut comprendre *ceci*, le comprenne. (SAINT MATHIEU, XIX, 10, 11, 12.)

I

C'était au commencement du printemps ; nous avions passé deux jours et une nuit bien longue en chemin de fer.

Chaque fois que s'arrêtait le train dans

lequel nous étions, des voyageurs montaient dans notre wagon, d'autres en descendaient. Trois personnes cependant restaient comme moi dans le compartiment : une femme entre deux âges, la cigarette aux lèvres, les traits tirés, coiffée d'une toque, revêtue d'un manteau d'homme ; à côté, son compagnon, gai, d'environ quarante ans, vêtu d'une façon correcte, élégante même. Puis, se tenant à l'écart, très nerveux, de petite taille, un homme d'âge mûr, aux yeux brillants, au regard vif sans cesse attiré par un nouvel objet.

Il portait un pardessus à col d'astrakan et un bonnet semblable ; sous son pardessus on apercevait une veste courte et une chemise à broderies russes. Durant le trajet, ce monsieur n'avait lié conversation avec personne, paraissant éviter avec soin de se créer des relations. Tantôt il lisait et fumait, tantôt il se faisait une tasse de thé, ou mangeait des tartines qu'il tirait d'un vieux sac.

Si on lui parlait, ses réponses étaient brèves et sèches et son regard allait se perdre sur le paysage qui défilait.

Je m'aperçus, néanmoins, que la solitude lui pesait. Il paraissait deviner ce qui se passait en moi, et, quand nos regards se croisaient, — fréquemment puisque nous nous trouvions placés presque vis-à-vis l'un de l'autre, — il se détournait comme pour se soustraire à toute conversation avec moi.

A la tombée de la nuit, lorsque le train s'arrêta à une station importante, le monsieur élégant — j'appris plus tard que c'était un avocat — se rendit au buffet, avec la dame qui l'accompagnait, pour boire une tasse de thé.

Durant leur absence, de nouveaux voyageurs montèrent dans le compartiment et, parmi eux, un vieillard de haute stature, le visage fraîchement rasé, le front sillonné de rides, un négociant vraisemblablement, drapé dans une vaste pelisse en loutre et coiffé d'un haut bonnet pointu. Il prit sa place en face de celle occupée par l'avocat et sa compagne et se mit tout de suite à causer avec un jeune homme qui venait également de monter et qui paraissait être un employé de commerce. Le commis lui ayant dit que la place d'en face n'était pas libre, le vieillard avait répondu qu'il descendrait à la prochaine station : la conversation était ainsi engagée.

Je me trouvais tout près d'eux et, dans l'immobilité du train, je pus, pendant le silence des autres voyageurs, percevoir quelques mots de leur entretien. Ils causèrent d'abord de voyage, de commerce, d'une personne que tous deux connaissaient, puis enfin de la foire de Nijni-Novgorod. Le commis voulait raconter au vieillard les orgies faites à cette foire, mais celui-ci l'interrompit pour entreprendre le récit de celles auxquelles il avait autrefois, à Kounavino, pris lui-même une part active. Ce n'était pas sans une certaine fierté qu'il évoquait ses souvenirs et, persuadé que ce récit n'enlèverait rien à sa dignité et à la gravité de ses manières, il raconta avec orgueil qu'un jour, à Kounavino, étant très saoul, il s'était livré à une débauche telle qu'il ne pouvait la conter qu'à l'oreille.

Le commis, à cette histoire, fut secoué d'un fou rire, tandis que le vieillard, qui riait aussi, montrait deux dents jaunes.

Cette causerie était sans intérêt pour moi, et je descendis à mon tour afin de me promener un peu en attendant le départ. A la portière, je rencontrai l'avocat et la dame qui parlaient tous deux avec animation :

— Pressez-vous, me dit l'avocat, on va sonner le second coup.

En effet, à peine étais-je arrivé à la queue du train, que la cloche se fit entendre. Quand je remontai, l'avocat causait vivement avec sa compagne. En face d'eux le marchand gardait maintenant le silence et pinçait les lèvres d'un air dédaigneux.

— Elle déclara donc nettement à son mari qu'elle ne pouvait ni ne voulait continuer de vivre avec lui, disait en souriant l'avocat pendant que je passais devant eux, et...

Je ne pus entendre la suite : un contrôleur passait et de nouveaux voyageurs entraient.

Quand le silence fut rétabli, j'entendis de nouveau la voix de l'avocat et il me parut que la conversation avait passé d'un cas particulier à des considérations générales.

L'avocat fit observer que la question du divorce intéressait aujourd'hui toute l'Europe, et qu'en Russie les cas de divorce devenaient de plus en plus fréquents.

— Il n'en était point de même dans le bon vieux temps, n'est-il pas vrai ? dit-il au vieillard en souriant et tout en s'apercevant qu'il était le seul à parler.

Le train se mettait en branle : le vieillard se découvrit sans rien répondre, se signa trois fois, murmurant une prière, puis, en enfonçant sa casquette :

— Cela arrivait bien autrefois aussi, dit-il, mais plus rarement. Aujourd'hui ces choses-là sont forcées, c'est l'instruction qui le veut.

L'avocat répondit, mais le bruit du train, qui augmentait sans cesse de vitesse, m'empêcha d'entendre. Je me rapprochai cependant, curieux de savoir ce que dirait le vieillard.

La conversation semblait également intéresser mon voisin, le monsieur nerveux, car, sans se déranger, il tendit l'oreille.

— En quoi est-ce la faute de l'instruction ? dit la dame esquissant un sourire ; vaudrait-il mieux se marier comme jadis, quand les fiancés ne s'étaient même pas vus avant le mariage ? continua-t-elle, répondant, comme le font très souvent les femmes, non aux arguments invoqués, mais à ceux qui auraient pu l'être. — S'aimaient-ils ? pourraient-ils s'aimer ? ils ne le savaient pas : les femmes épousaient le premier venu et se créaient ainsi un tourment pour toute leur existence. A votre avis, était-ce préférable ? poursuivit-elle, s'adressant plus à l'avocat et à moi qu'au vieux monsieur avec qui elle avait lié conversation.

— On est trop instruit de nos jours, répéta le vieillard, ne répondant pas autrement à la question de la dame qu'en jetant sur elle un regard dédaigneux.

— Il serait intéressant que vous nous disiez quel rapport vous voyez entre l'instruction et la désunion du ménage, dit l'avocat étouffant un léger sourire.

Le marchand allait répondre, mais la dame l'interrompit :

— Non, ces temps sont passés !

— Laissez donc monsieur développer sa pensée, je vous en prie, dit l'avocat.

— Parce qu'il n'y a plus de respect, dit le vieillard d'un ton sentencieux.

— Mais comment le faire naître en unissant des personnes qui ne s'aiment pas ? Il n'y a que les animaux qui s'accouplent au gré du propriétaire. Les hommes, au contraire, sont poussés par leur sympathie, leurs inclinations, acheva la dame en lançant un regard sur l'avocat, sur moi et même sur le commis qui, appuyé sur le dossier de la banquette, suivait en souriant la conversation.

— Erreur, madame, dit le vieillard, l'animal est un animal, mais l'homme vit d'après des lois.

— Quoi qu'il en soit, comment vivre avec un homme lorsqu'il n'y a pas d'amour ? répliqua la dame croyant évidemment émettre des idées très originales.

— Il n'était point question de tout cela autrefois, dit le vieillard d'un ton ferme, c'est tout récemment entré dans nos mœurs. A la plus légère bagatelle, la femme se hérisse et dit à son mari qu'elle va le quitter. Il n'est pas rare aujourd'hui de voir les paysannes, elles-mêmes, jeter leurs affaires aux pieds de leurs maris pour voler à celui qui a des cheveux plus bouclés. A quoi bon les paroles ! la femme doit d'abord, en face de l'homme, éprouver de la crainte.

Le commis regarda l'avocat, la dame et moi, réprimant un sourire et tout prêt à donner son approbation ou à ridiculiser les paroles du marchand, selon notre attitude.

— Quelle crainte ? demanda la dame.

— Celle-ci : la femme doit craindre son mari, voilà la crainte !

— Ah ! mon cher monsieur, ces temps sont passés !

— Point si passés que vous pourriez le croire, madame. Ève, la première femme, est née d'une côte de l'homme et cela restera vrai jusqu'à la fin des temps. Et, disant cela, le vieillard secoua la tête d'un tel air de triomphe et de gravité que le commis, lui décernant décidément la palme de la victoire, éclata d'un rire sonore.

— C'est bien là votre façon de juger, à vous, hommes, dit la dame sans céder et en évitant de nous regarder. Vous gardez pour vous la liberté et vous cloîtrez la femme. Vous-mêmes, n'est-ce pas, vous pouvez tout vous permettre ?

— Ah ! pour l'homme, c'est autre chose.

— Donc, à votre idée, tout est permis à l'homme ?

— Personne ne saurait le soutenir ; seulement la mauvaise conduite de l'homme au dehors n'augmente pas sa famille, tandis que la femme, l'épouse... C'est un vase bien fragile, dit sévèrement le vieillard.

La chaleur de son discours paraissait entraîner la conviction des auditeurs, mais la dame, bien que fortement embarrassée, ne voulut point encore se rendre.

— Cependant la femme est aussi une créature humaine, elle a des sentiments comme l'homme. Que pourra-t-elle faire si elle n'aime pas son mari ?

— Ne pas aimer son mari ! dit le marchand d'une voix forte. Eh bien, on le lui apprendra !

Le commis fut particulièrement charmé de cette réponse inattendue et il fit entendre un murmure d'approbation.

— Mais non, on ne pourra le lui apprendre, dit la dame, l'amour ne vient pas de force.

— Et si la femme trompe son mari, que se passera-t-il ? interrogea l'avocat.

— Elle ne doit pas le tromper, dit le marchand. On y veille.

— Et s'il en est ainsi cependant ? Car enfin cela arrive.

— Dans un autre monde, c'est possible, mais pas chez nous, dit le vieillard. Et si le mari est assez bête pour n'être point maître de sa femme, tant pis pour lui ! Inutile, en tout cas, de faire du scandale. Qu'il y ait ou qu'il n'y ait pas amour, la maison ne doit pas en subir le contre-coup. Chaque mari peut dominer sa femme, il en a les moyens en main. Les imbéciles, seuls, n'aboutissent pas.

On se tut. Le commis fit un mouvement et, ne voulant pas être en reste avec les autres dans cette conversation, il commença, toujours souriant :

— Un de mes bons amis a été mêlé à un scandale bien mystérieux. Sa femme, licencieuse à l'excès, ne tarda pas à se lancer. Lui était un homme intelligent et sérieux. D'abord, ce fut avec le comptable. Le mari chercha à la ramener par de légères remontrances, elle n'en continua pas moins. Elle vola de l'argent à son mari : il se mit à la battre; la situation empira. Elle se donna à un païen, à un Juif (sauf votre respect). Que faire? Il la laissa partir et depuis il vit en célibataire tandis qu'elle court à travers le monde et tombe de plus en plus bas.

— C'est un imbécile! dit le vieillard. S'il avait su la maintenir dès le début, elle serait encore avec lui. Il faut toujours tenir les rênes en main, dès le départ, et ne pas plus les abandonner à sa femme dans la maison qu'à son cheval sur une grande route.

A ce moment un employé entrait qui demanda les billets pour la prochaine station. Le marchand donna le sien.

— Ah! oui, il faut savoir brider les femmes à temps, autrement tout est perdu.

— Ce raisonnement ne vous empêche en rien de vous divertir un brin avec les jolies filles de Kounavino, n'est-ce pas? dit l'avocat avec un fin sourire.

— Vous déplacez la question, répliqua froidement le vieillard sans rien ajouter de plus.

Bientôt un sifflement retentit et le train s'arrêta. Le marchand se leva, s'enveloppa dans sa fourrure, souleva son bonnet et descendit.

II

Le vieillard était à peine sorti qu'une vive conversation s'engagea.

— Un homme du Vieux Testament! fit le commis.

— Un vrai Domostroï (1), dit la dame. Quelles idées barbares sur la femme et le mariage!

(1) Le Domostroï est un code matrimonial du temps d'Ivan le Terrible et dans lequel la femme n'occupe, par rapport à l'homme, qu'une place tout à fait subalterne.

— Nous sommes pourtant bien loin encore d'avoir sur le mariage les mêmes idées que le reste de l'Europe, dit l'avocat. D'abord les droits de la femme, le mariage civil, la question du divorce encore pendante.

— Ce que l'on ne peut faire comprendre à ces gens-là, continua la dame, c'est que le mariage n'a sa vraie consécration que dans l'amour et que seule cette consécration de l'amour rend le mariage vraiment légitime.

Le commis, souriant, était tout oreilles pour retenir le plus possible des propos éclairés qu'il entendait et d'en faire son profit.

— Quel est donc cet amour qui consacre le mariage? demanda tout d'un coup la voix du monsieur nerveux qui, sans qu'on y eût pris garde, s'était rapproché.

Il se tenait debout, sa main sur le dossier

de la banquette, l'air très ému, les joues rouges, les veines du front gonflées, les muscles du visage tendus.

— Comment, quel amour? fit la dame. L'amour conjugal?

— Et comment l'amour conjugal peut-il consacrer le mariage? continua le monsieur, toujours fort ému, presque en colère, sur le point de dire à la dame quelque chose de désagréable. Elle le sentit et puisa dans cette circonstance une excitation nouvelle.

— Comment? mais la chose est très simple.

Le monsieur nerveux releva le mot:

— Pas simple du tout.

— Vous voulez faire entendre, dit l'avocat en s'adressant à sa compagne, que le mariage doit provenir d'une sympathie, d'un amour et qu'en ce cas seulement, il a vraiment quelque chose de sacré, que, d'autre part, tout mariage qui n'est pas fondé sur une sympathie vraie ou sur un amour, n'a aucun lien moral. J'ai bien compris votre pensée, n'est-ce pas?

D'un signe de tête la dame approuva l'explication qui venait d'être donnée de sa pensée.

— Puis...

L'avocat allait continuer, mais son interlocuteur, qui se contenait avec peine, ne lui laissa pas le temps de finir.

— Oui, mais qu'entendez-vous par l'amour qui seul consacre le mariage ?

— Personne n'ignore ce qu'est l'amour, fit la dame.

— Moi, je ne le connais pas et je serais curieux d'entendre la définition que vous pourriez donner.

— Elle est bien simple, fit la dame.

Elle réfléchit, puis :

— L'amour... L'amour, c'est la préférence exclusive d'un homme ou d'une femme pour un individu de l'autre sexe.

— Une préférence... pour combien de temps? un mois, deux jours, une demi-heure? dit-il avec une amère ironie.

— Permettez, mais vous parlez évidemment d'autre chose.

— Point du tout, je parle absolument de la même chose, c'est-à-dire de la préférence d'un individu quelconque pour un autre individu de sexe différent, et je demande : pour combien de temps cette préférence?

— Combien de temps? mais très longtemps, toute la vie, souvent.

— Dans les romans, oui ; dans la vie, jamais. Il est bien rare que cette préférence dure des années. Elle s'en tient le plus souvent à des mois, à des semaines, à des jours, à des heures même.

— Ah! par exemple! mais non! permettez! dîmes-nous, tous trois à la fois.

Le commis lui-même eut quelques mots de désapprobation.

— Oui, je sais, s'écria-t-il, vous parlez de ce que vous croyez voir, moi, je vous parle de ce qui est. Tout homme éprouve ce que vous appelez de l'amour pour une jolie femme et rarement pour sa femme à lui. D'ailleurs, le proverbe le dit, et il est bien vrai : La femme d'autrui est la pêche, la nôtre en est l'amande amère.

— Mais vous dites là des choses terribles. Les hommes éprouvent un sentiment que l'on a appelé amour et qui dure non pas des mois et des années, mais toute la vie. N'est-ce pas? dit la dame.

— Aucunement. Supposez que Ménélas eût toujours préféré Hélène; est-ce qu'Hélène n'aurait pas préféré Pâris? C'est là une vérité éternelle. Et il est aussi impossible qu'il en soit autrement, qu'il est impossible que, dans un wagon plein de pois, deux pois marqués à l'avance viennent se mettre à côté l'un de l'autre. Et ce n'est pas une simple probabilité, c'est une certitude qu'Hélène se serait lassée de Ménélas ou Ménélas d'Hélène. Cette lassitude est plus prompte chez les uns que chez les autres, voilà toute la différence. Ce n'est que dans les mauvais romans que les amours sont sans fin. Les enfants seuls peuvent y croire. Aimer un homme ou une femme toute la vie, c'est vouloir qu'une seule et même bougie brûle éternellement, dit-il en lançant quelques bouffées de fumée.

— Mais c'est de l'amour sensuel que vous parlez. N'admettez-vous pas qu'il est un amour provenant de la conception d'un même idéal, d'un état d'âme identique?

— Je veux bien, mais alors pourquoi coucher ensemble? (Excusez ma façon de parler un peu brutale.) Ce n'est pas une raison de coucher ensemble parce qu'on a un seul et même idéal. Du reste, cette harmonie ne se découvre qu'avec des femmes jeunes et jolies, jamais avec des vieilles, insista-t-il avec un rire sardonique. Je prétends que l'amour vrai est une cause de destruction du mariage, loin d'être, comme on s'est habitué à le croire, une consécration pour lui.

— Mais les faits vous donnent tort, dit l'avocat. Le mariage existe, nous le constatons et c'est la règle, sinon de toute l'humanité, du moins de la plus grande partie, et beaucoup de ménages vivent longtemps heureux et unis.

Le monsieur nerveux ricana.

— Pardon. Vous dites que la base du mariage est l'amour. J'émets un doute sur l'existence d'un amour autre que l'amour sensuel et, comme preuve à l'existence de cet amour, vous me donnez le mariage. Mais aujourd'hui le mariage est fait de tromperie et de violence.

— Permettez, dit l'avocat, je constate simplement l'existence passée et actuelle du mariage.

— Quelle est la raison de cette existence? C'est qu'on a vu et qu'on voit dans le mariage quelque chose de sacré, un lien devant Dieu. Pour ceux qui pensent ainsi, certes il existe, mais ce n'est là qu'hypocrisie et violence. Nous le comprenons bien et c'est pour nous en délivrer que nous prêchons l'amour libre, que nous préconisons une réaction vers le mélange des sexes, un retour à l'état primitif de la société, à la possession en commun de la femme... Excusez-moi, madame... La vieille base est pourrie, trouvons-en une autre, mais ne prêchons pas la débauche.

Il s'échauffait à tel point que nous l'écoutions tous avec le plus parfait silence.

— Et cet état transitoire est terrible. On sent qu'il faut, en quelque sorte, endiguer le péché universel, réglementer les relations sexuelles et l'on n'a, pour ce faire, que la base surannée à laquelle personne ne croit plus. Comme autrefois, les gens se marient quand même, sans conviction, et c'est de là que viennent la tromperie et la violence.

La tromperie, passe encore ! L'homme et la femme prétendent vivre dans le mariage, tandis qu'en fait, ils sont polyandres ou polygames. C'est mal, on peut néanmoins l'accepter. Mais si l'homme et la femme sont contraints, sans en connaître la raison, de passer en commun toute leur vie ; si, après deux mois, voulant se séparer, cette contrainte les en empêche, les voilà plongés dans cet enfer où prennent naissance l'ivrognerie, le meurtre, l'assassinat, l'empoisonnement et le suicide.

Tous se taisaient, comme gênés.

— Oui, il est dans le mariage de mauvaises périodes. Prenez l'affaire Pozdnychev, par exemple, dit l'avocat, voulant entraîner la discussion hors de ce terrain inconvenant et brutal. Vous avez lu comment il a tué sa femme par jalousie ?

La dame dit qu'elle ne connaissait pas cette histoire.

Le monsieur nerveux se tut, ses traits s'altérèrent, puis tout à coup :

— Je vois que vous m'avez reconnu.

— Je n'ai pas eu ce plaisir.

— Ce n'est pas un bien grand plaisir : Je suis Pozdnychev.

Un nouveau silence se fit. De nouveau son visage changea de couleur.

— Peu importe, du reste, pardonnez-moi ; je ne veux pas vous déranger.

Et il reprit sa place. Je repris aussi la mienne. L'avocat et la dame se mirent à causer à voix basse.

III

J'étais en face de Pozdnychev et je me taisais. J'avais envie de lier conversation avec lui, mais je ne savais comment commencer et, comme il faisait trop sombre pour pouvoir lire, je fermai les yeux et fis semblant de sommeiller. Une heure se passa ainsi, jusqu'à la station prochaine. L'avocat et la dame descendirent, et le commis s'endormit bientôt.

— Ils disent de ces choses ! ils mentent ou ils ne comprennent pas, me dit tout à coup Pozdnychev.

— Hum ! De quoi parlez-vous ?

— Toujours du même sujet.

Il était accoudé sur ses genoux, la tête dans ses deux mains.

— Amour ! mariage ! famille !... Mensonge, triple mensonge !

Il se leva, tira le rideau de la lampe, se coucha en s'accoudant sur les coussins ; et il ferma les yeux.

— Ma société ne doit guère vous plaire, maintenant que vous me connaissez ?

— Oh ! Monsieur...

— Vous ne voulez pas dormir ?

— Non, je ne suis point fatigué.

— En ce cas... vous pouvez entendre mon histoire.

Un controleur passa à ce moment. Pozdnychev l'accompagna d'un regard irrité et commença dès qu'il eut disparu. Puis, tout le temps que dura son récit, il ne s'interrompit plus, même à l'entrée de nouveaux voyageurs.

Pendant qu'il parlait, son visage changea plusieurs fois si complètement que chaque fois il ne paraissait plus le même.

Ses yeux, sa bouche, sa barbe même avaient un autre air. C'était une nouvelle physionomie, belle et touchante. Ces changements se produisaient dans la demi-obscurité. Cela durait cinq minutes, puis, subitement, sans que j'aie pu me l'expliquer, une expression différente venait se greffer sur les anciens traits.

IV

— Je vais donc vous conter ma vie et mon histoire. Histoire effroyable, plus effroyable encore que le dénoûment.

Il se tut, se passa sa main sur le front et continua :

— J'ai commencé, il faut tout dire : pourquoi et comment je me suis marié, quelle a été ma vie jusqu'à mon mariage, et d'abord qui je suis. Mon père, riche propriétaire dans les steppes, était maréchal de noblesse. Élève de l'Université, j'ai terminé mes études de droit : je venais d'avoir trente ans quand je me suis marié.

Mais avant d'en arriver à ce point, sachez quelle fut ma vie antérieure et quelles idées j'avais reçues de ma famille. J'ai mené jusqu'à cette époque la vie de tous les gens de mon monde, une vie déréglée, et, à l'exemple de ceux que je voyais autour de moi, je me croyais dans la plus pure moralité.

Je pensais ainsi du bien de moi, parce que au lieu d'avoir en spectacle à la maison les dérèglements si communs parmi nos voisins, j'étais d'une famille dont le père et la mère étaient sévèrement fidèles l'un à l'autre et que je cultivais au fond de mon âme un rêve sublime de vie familiale pleine de grandeur et de poésie. Ma femme devait être la perfection même, notre amour idéal, et notre vie plus pure que celle des tourterelles. Ces belles idées me remplissaient de fierté.

Je passai dix ans ainsi, peu pressé de me marier. Je menais la vie de garçon, vie réglée et raisonnable, à mon avis, et dont je m'enorgueillissais devant mes amis et mes camarades, raffinés de la débauche. Je n'étais pas un Don Juan; sans goûts contre nature, je ne vivais pas pour les seules jouissances. Je prenais mes plaisirs en temps voulu et je me croyais parfaitement moral. Les femmes que je voyais étaient loin de m'appartenir en propre et je n'exigeais d'elles que les jouissances du moment. Je n'y voyais pas de mal. Au contraire, ce qui, à mes yeux, sauvait ma moralité, c'est que je n'engageais pas mon cœur. J'évitais ces femmes qui, par la naissance d'un enfant ou par simple affection, pouvaient lier mon avenir; d'ailleurs, y eût-il des enfants ou des attachements, je m'arrangeais de façon à ne pas devoir m'en apercevoir. C'est pour cela que je croyais à ma moralité.

Je ne comprenais pas que la débauche ne consiste pas simplement en des actes physiques, qu'une immoralité physique n'est pas forcément la débauche et qu'à proprement parler, la débauche est cet affranchissement de rapports moraux vis-à-vis de la femme avec laquelle on a des rapports sexuels. Et c'est de cette liberté que j'étais fier !

Je me rappelle ce que j'ai souffert un jour de ne pouvoir payer une femme qui s'était donnée à moi par amour, probablement. Je ne fus tranquille que lorsque, par un envoi d'argent, j'eus coupé tout lien moral avec elle.

Inutile de m'approuver par des signes de tête, s'écria-t-il subitement, je vous comprends. Tous, vous aussi, monsieur, à moins que vous ne soyez un oiseau rare, vous avez les mêmes idées que j'avais. Vous êtes d'accord avec moi, maintenant, mais ce n'est qu'en ce moment que vous pensez ainsi. Ah! si quelqu'un autrefois m'avait tenu ce langage, je n'aurais pas passé par où j'ai passé... Du reste, qu'importe? Excusez-moi, continua-t-il, mais croyez-m'en. C'est effroyable, horriblement effroyable ce tourbillon d'erreurs et de débauche qui nous saisit. Quant à la vraie question de la femme...

— Qu'entendez-vous par la vraie question de la femme?

— La question de bien se rendre compte de ce qu'est cet être organisé si différemment de l'homme, de voir comment il doit s'envisager lui-même et surtout comment l'homme doit l'envisager.

V

Pendant dix années, j'ai vécu dans la plus repoussante débauche, avec le rêve, l'obsession même d'un amour noble et pur. Oui, je veux vous raconter dans quelles circonstances j'ai tué ma femme, mais il faut que je vous dise d'abord comment je me suis perdu. Je l'ai tuée avant d'avoir appris à la connaître, car je l'avais déjà bien tuée le jour où, pour la première fois, je constatai l'absence de l'amour. Ce n'est qu'après avoir souffert les dures souffrances que j'ai endurées que, grâce à ces souffrances mêmes, je devinai d'où venait le mal, je compris ma faute, notre faute commune. Écoutez maintenant avec attention ce qui m'a jeté dans le malheur.

Le commencement en remonte à mes seize ans ; j'étais au collège, mon frère étudiait à l'Université. Je ne connaissais pas encore la femme, mais, comme tous mes malheureux camarades, je n'étais plus innocent.

Durant plus d'une année je fus gâté par mes condisciples ; ce n'était pas la pensée d'une femme qui me poursuivait, c'était la femme en général, les femmes, un être doux : l'idée de la femme nue m'obsédait. Je me mettais au supplice, comme vous l'avez fait, comme le font les quatre-vingt-dix-neuf centièmes de nos garçons. Vivant constamment en une sorte d'effroi, je priais, mais je retombais toujours. Bien que perverti en rêve et en réalité, je n'avais pas fait le dernier pas. J'allais seul à ma ruine sans avoir jusque-là touché à un autre être humain. Il était temps encore pour me sauver. Malheureusement arriva un ami de mon frère, un étudiant joyeux, un bon garçon, comme on dit, le pire des vauriens par conséquent. Il nous apprit à boire et à jouer aux cartes ; puis, profita de ce que nous avions bu pour nous entraîner dans une maison publique. Nous l'y suivîmes. Mon frère, innocent comme moi, tomba dans cette nuit, et moi, enfant de seize ans, je me souillai, souillant en même temps l'objet de mes rêves, la femme, sans comprendre la portée de mon action, personne ne m'ayant dit que cela était mal. J'aurais pu le lire dans la Bible, où c'est écrit tout au long, mais on ne nous l'apprenait que pour que nous puissions répondre au pasteur dans les examens et elle tenait une place bien moindre dans nos études que la règle de l'emploi de *ut* dans les phrases conditionnelles. Jamais aucun de mes aînés, aucun de ceux dont je respectais l'opinion, ne m'avait dit que ce fût mal. Au contraire, des personnes que j'estimais disaient que c'était bien.

On m'avait représenté cet acte comme devant mettre un terme à mes tourments. Cette opinion, je l'avais entendue et lue. J'avais même ouï-dire que c'était bon pour la santé ; mes camarades y voyaient comme un mérite, une preuve de virilité et non quelque chose de répréhensible. Quant aux risques d'une maladie, c'est prévu. Le gouvernement en prend soin et la science elle-même facilite la corruption.

— La science ! Pourquoi ?

— Les médecins sont les pontifes de la science. Ils pervertissent les jeunes gens en leur donnant de semblables règles d'hygiène, les femmes en leur indiquant le moyen de ne pas avoir des enfants.

Si on avait porté à la guérison de la débauche la millième partie des efforts employés pour guérir ces maladies, ce mal aussi serait passé, mais tous ces efforts concourent au contraire à l'extension de la débauche en en rendant les conséquences inoffensives.

Mais c'est d'autre chose que je voulais parler. Je suis tombé, ce malheur m'est arrivé comme il arrive aux neuf dixièmes des hommes, non seulement dans notre société, mais même chez les paysans. Je suis tombé, non séduit par les charmes d'une femme, mais parce qu'on se plaît à voir dans cette chose, qui pour moi n'avait été qu'un hasard, un soulagement légal et utile pour la santé, un passe-temps naturel, excusable, innocent même pour un jeune homme. Qu'on pût appeler chute cette action faite de besoin et de plaisir, je ne le comprenais pas. Ma jeunesse s'y laissa aller comme elle s'était laissé aller à boire et à fumer.

Et cependant il y avait dans cette première chute quelque chose de particulièrement touchant. Je me rappelle que, dans la chambre même, tout de suite après, une tristesse profonde m'envahit et que les larmes vinrent presque à mes yeux en songeant à la perte de mon innocence, à la perte éternelle de mes relations normales avec la femme. Oui, mes relations avec la femme étaient à jamais perdues. Impossible dès ce moment d'avoir des rapports purs avec une femme. J'étais un homme perdu. Etre un homme perdu c'est être tombé dans un état physique semblable à celui d'un fumeur d'opium ou d'un ivrogne. De même qu'un fumeur d'opium ou un ivrogne ne vivent plus de la vie normale, un homme qui a goûté le plaisir avec plusieurs femmes n'est plus un être normal, il est perdu, fini. Comme on reconnaît, à leur manière d'être, le fumeur d'opium et l'ivrogne, on reconnaît à la sienne un homme perdu. Cet homme peut se contraindre, lutter contre ses passions ; les rapports simples, purs et fraternels avec une femme, lui sont à tout jamais interdits. Dès qu'il jette son regard sur une jeune fille, on le reconnaît. J'étais un homme perdu et je le suis resté.

VI

Oui, il en était ainsi, et cela continua de diverses façons. Dieu ! Quand le souvenir de toutes mes mauvaises actions me revient, je frissonne d'épouvante en songeant aux railleries que mon innocence m'attirait de la part de mes camarades. Et quand je pense à la jeunesse dorée, aux officiers, aux Parisiens! Quand je pense à l'air pur que nous avons tous, viveurs de trente ans, la conscience pleine de mille crimes terribles, lorsque nous pénétrons dans une salle de bal, dans un salon, rasés de frais, dans la blancheur éclatante de notre linge, en habit ou en uniforme! Quel idéal de pureté! un vrai rêve!...

Réfléchissons un instant sur ce qui est et voyons ce qui devrait être. Lorsqu'un de ces débauchés s'approche de ma sœur ou de ma fille, moi, qui connais son genre de vie, je devrais le tirer à l'écart et lui dire : « Ami, je connais ta vie de débauche, je sais en quelle compagnie tu passes tes nuits, ta place n'est donc pas ici, ce sont d'innocentes jeunes filles qui se trouvent ici. » Voilà ce qu'on devrait dire? Qu'arrive-t-il au contraire? Lorsqu'un de ces vieux se présente et danse avec ma sœur ou ma fille en enlaçant sa taille de ses bras, nous sourions de plaisir, si le jeune homme est riche et bien apparenté. Oh, quel dégoût!... Mais le jour viendra bien où toutes ces lâchetés et tous ces mensonges seront enfin démasqués!

Je vécus de la sorte jusqu'à trente ans, poursuivi sans cesse par l'idée du mariage et de la famille. J'observai alors les jeunes filles de la contrée. Vicieux et débauché, j'osais chercher celle dont la pureté pourrait me convenir.

Je jetai mon dévolu sur une des deux filles d'un propriétaire terrien de Penza, riche autrefois mais ruiné depuis. A vrai dire, je fus attiré et pris dans une souricière. La mère (le père était mort) multiplia les pièges autour de moi ; je tombai dans l'un d'eux : une promenade en bateau. Un soir, au retour d'une de ces promenades, par un beau clair de lune, comme nous étions près d'arriver, j'étais assis près d'elle et je ne pouvais distraire mon regard de sa taille svelte, de ses formes moulées par un jersey collant, des boucles blondes de ses cheveux ; je le compris subitement : c'était elle.

Il me semblait que mes pensées et mes sentiments élevés trouvaient en elle un écho. En réalité je n'étais que séduit par sa taille et par ses cheveux, et l'intimité de toute la journée avait fait germer en moi le désir d'une intimité plus grande encore. Je rentrai chez moi, l'âme débordant d'exquises impressions, et, convaincu qu'elle était la perfection même, je la jugeai immédiatement digne d'être ma femme. Je fis ma demande le lendemain.

Ce mal est sans remède. Nous sommes plongés dans un tel abîme de mensonges qu'il faut, pour que nous nous en apercevions, qu'une tuile nous tombe sur la tête, comme cela m'est arrivé. Quelle situation embrouillée ! Sur mille fiancés, dans le peuple comme chez nous, on aurait peine à en trouver un seul qui n'ait été marié une dizaine de fois. (Il existe, paraît-il, aujourd'hui des jeunes gens chastes qui comprennent et savent que ce n'est pas là une plaisanterie, mais une chose éminemment sérieuse. Que Dieu les protège ! A mon époque il n'y en avait pas un sur mille.)

Tous le savent et ils agissent comme s'ils l'ignoraient. Dans les romans on dépeint jusqu'au plus léger détail les sentiments des héros, les sources, les buissons, les fleurs près desquels ils sont. En décrivant leur amour, pas un mot sur leur vie antérieure ; rien sur leurs visites dans les maisons publiques, sur les soubrettes, les cuisinières et les femmes des autres. S'il y avait des romans ainsi conçus, on ne les laisserait pas lire aux jeunes filles. Tous les hommes cachent leur pensée à eux-mêmes comme aux jeunes filles. On croirait, à les entendre, à la non-existence de cette vie corrompue des grandes villes et des villages même, de cette débauche dans laquelle tous se roulent avec volupté. Ils le disent avec une apparence de conviction telle qu'ils se persuadent eux-mêmes. Et les pauvres jeunes filles, elles, y croient sérieusement. C'était le cas de ma malheureuse femme.

Je me souviens que, n'étant encore que fiancé, je lui montrai un jour mon journal intime, la mettant ainsi au courant de mon passé, particulièrement de la dernière liaison que j'avais eue et que je croyais de mon devoir de lui faire savoir. Quand elle eut compris ma révélation, sa frayeur et son désespoir furent si grands que je vis le moment où elle renonçait à moi. Quel bonheur c'eût été pour tous deux.

Pozdnychev se tut, puis s'écria :

— Non, cependant ! Il vaut mieux que la chose se soit passée ainsi. Je n'ai eu que ce que j'ai mérité ; mais ne nous arrêtons pas à cela. Ce que je voulais dire, c'est que ce sont les pauvres filles qui sont trompées dans ces cas-là. Les mères le savent, édifiées en cette matière par les maris. Elles simulent une croyance en la pureté des hommes et agissent comme si elles croyaient autrement. Elles connaissent les amorces susceptibles d'attirer les hommes, pour elles et pour leurs filles. Nous seuls, hommes, par la mauvaise volonté d'apprendre, nous l'ignorons ; mais les femmes savent fort bien que l'amour le plus pur, le plus poétique, comme on dit, ne dépend pas essentiellement des qualités morales, mais de rapprochements physiques, de la manière de se coiffer, de la couleur ou de la coupe des costumes. Demandez à une coquette expérimentée si elle préfère, en présence d'un homme dont elle a entrepris la conquête, être convaincue de mensonge, de cruauté, voire de libertinage, ou bien être présentée à lui dans une robe de mauvais goût et mal taillée.

Toutes préféreront la première alternative.

Elles savent que nous faisons un mensonge indigne en parlant de sentiments purs, que leurs corps seuls peuvent nous tenter et que nous pardonnerons plutôt un défaut qu'une robe sans goût et de mauvaise coupe.

La coquette le fait sans y songer, d'instinct. C'est pour cela qu'on porte ces odieux jerseys, ces tournures et qu'on étale ses épaules, ses bras et ses seins nus.

Les femmes, celles surtout qui ont eu des rapports avec les hommes, savent fort bien que les conversations sur des sujets élevés ne sont que des conversations et que l'homme n'a en vue que le corps et tout ce qui lui donne du relief. Aussi agissent-elles en conséquence. Ne cherchons pas par quelle suite de circonstances est entrée dans nos mœurs cette habitude devenue une seconde nature. Envisageons la vie des diverses classes de la société dans toute son impudeur. N'est-ce pas la vie d'une maison publique?... Vous pensez autrement?... Je vais vous le prouver, dit-il, prévenant mon objection.

D'après vous, les femmes de notre société ont d'autres intérêts que les femmes tombées? Je prétends que non. En voici la preuve. Quand des personnes poursuivent un autre but, vivent d'une autre vie, ces dissemblances doivent paraître à l'extérieur, il doit être tout différent. Comparez ces malheureuses avec les femmes de la plus haute société : mêmes toilettes, mêmes manières, mêmes parfums, même étalage de bras, d'épaules et de seins, mêmes passions pour les diamants et les bijoux, mêmes plaisirs, danses, musique et chants. Autant aux unes qu'aux autres, tous les moyens sont bons pour attirer. Pour parler franchement, la fille d'un moment a le mépris de tous, la fille à vie... l'estime générale. C'est par ces jerseys, ces cheveux bouclés, ces tournures que j'ai aussi été attiré.

VII

Je n'étais pas, il est vrai, difficile à prendre au piège, car par mon éducation, je me sentais attiré vers l'amour comme se sent attiré vers un mirage le voyageur du désert. La nourriture abondante n'est-elle pas un excitant pour les oisifs ? Les hommes de notre société sont nourris comme des étalons. Si on ferme la soupape de sûreté, c'est-à-dire si on condamne le jeune homme lancé à une vie tranquille, on verra se faire jour une excitation et une inquiétude terribles qui, à travers le prisme de notre vie artificielle, se porteront jusqu'à l'illusion de l'amour. L'amour et mariage proviennent en grande partie de la nourriture. Cela vous étonne ? Il est bien plus étonnant que cette chose ne soit pas universellement reconnue. Dans ma contrée, ce printemps, les paysans travaillaient à une ligne de chemin de fer. Vous savez de quoi se nourrissent habituellement nos paysans : de pain, de kvass (1) et d'oignons. Cela leur suffit pour travailler convenablement aux champs. Au chemin de fer, on lui donne de la kacha (2), et une livre de viande. Mais cette viande, il en donne l'équivalent pendant seize heures de travail en poussant une brouette de trente poudes. La nourriture et le travail se compensent. Nous qui avalons deux livres

(1) Kvass. Cidre de blé.

(2) Espèce de gruau mêlé de graisse.

de viande, du gibier, toutes sortes de boissons et de mets échauffants, où le dépensons-nous? En des excès sensuels. Si alors on ouvre la soupape de sûreté, tout va bien. Si on la ferme, comme je l'ai fermée plus d'une fois, il en résulte une excitation qui, dévoyée par les romans, les nouvelles, les vers, la musique, la bonne chère, devient l'amour le plus caractérisé. C'est ainsi que je suis devenu amoureux, comme tout le monde. Rien n'y manquait : délices, attendrissements, poésie. Au fond cet amour était l'œuvre de la mère et du couturier d'une part, et des bons dîners et du manque d'activité de l'autre. Sans promenades en bateau, sans taille svelte, sans robes bien ajustées, sans sorties en commun, je ne serais pas devenu amoureux et je ne serais pas tombé dans le piège.

VIII

Remarquez encore ce mensonge commun, la manière dont se font les mariages. Qu'est-ce qui devrait être plus naturel? La jeune fille est nubile, il faut la marier; rien de plus simple. A moins d'être un laideron, elle trouvera des soupirants. Eh bien, non, et c'est là que commence une nouvelle tromperie.

Autrefois, quand la jeune fille atteignait l'âge voulu, les parents la mariaient, en dehors de toute idée sentimentale et sans la moins aimer cependant. Cela se passait ainsi et se passe encore ainsi dans le monde entier, chez les Chinois, les Indiens, les musulmans, dans notre peuple et en somme dans les quatre-vingt-dix-neuf centièmes de l'humanité. Un centième à peine, nous, gens corrompus, avons trouvé mauvaise cette façon de procéder et nous avons cherché autre chose. Nous avons trouvé quoi! Les jeunes filles sont exposées comme en un magasin où leshommes ont entrée libre pour faire leur choix. Les jeunes filles attendent là et pensent, sans oser le dire : « Prends-moi, chéri! Moi, non pas elle! Vois mes épaules et le reste. » Nous, hommes, nous passons et repassons, nous les examinons, et nous parlons en même temps des droits de la femme, de la liberté qu'elles puisent, à ce qu'on prétend, dans l'instruction.

— Mais, lui dis-je, comment en pourrait-il être autrement? Voulez-vous que ce soient les jeunes filles qui fassent la demande en mariage?

— Est-ce que je sais? Mais s'il est question d'égalité, que l'égalité soit réelle. On a trouvé honteux les intermédiaires et les médiateurs : notre système est mille fois pire. Là les droits et les espérances sont égaux; ici la femme est une esclave qu'on offre et qui ne peut s'offrir elle-même. Alors commence cet autre mensonge qu'on appelle « faire son entrée dans le monde », « s'amuser », et qui n'est simplement qu'une chasse au mari. Dites toute la vérité à une mère ou à sa fille, c'est-à-dire qu'elles n'ont qu'une préoccupation, la chasse au mari : vous les offensez gravement. Cependant c'est leur seul et unique but, elles ne peuvent en avoir d'autre. Et ce qu'il y a de plus terrible, c'est qu'on voit des jeunes filles naïves et innocentes qui font ces choses en ignorant ce qu'elles font.

Si au moins cela se faisait franchement ! Mais, non ! ce n'est que mensonge :

— Ah ! *l'origine des espèces*, que c'est intéressant ! s'écrie la maman.

— Ah ! que la littérature est attrayante !

— La peinture est d'un grand intérêt pour Lili.

— Et vous, irez-vous à l'Exposition ?

— Faites-vous des promenades en voiture ?

— Allez-vous au théâtre?... au concert ?

— L'enthousiasme de ma Louise pour la musique est vraiment étonnant.

— Pourquoi n'êtes-vous point dans ces idées ?

Ah ! les parties de bâteau !...

Et toutes n'ont qu'une même pensée :

« Prends-moi, prends ma Louise. Non, moi. Essaie au moins ! »

O hypocrisie ! O mensonge !

Et Pozdnyschev, après avoir fini de boire son thé, remit ses tasses en place.

IX

— Vous connaissez la domination des femmes, reprit-il subitement, cette domination qui cause des souffrances à tous? Je viens, par ce que j'ai dit, d'en indiquer la cause.

— Comment, la domination des femmes? répliquai-je. Mais elles se plaignent au contraire de ne jouir d'aucun droit, d'être des victimes.

— Précisément, fit-il avec vivacité, c'est l'idée que je voulais exprimer. C'est justement ce qui fait qu'on soutient ces deux opinions, en apparence contradictoires: d'une part, leur extrême humiliation, de l'autre, leur souverain pouvoir. C'est comme pour les Juifs. Ils se vengent par la puissance de leur argent de l'avilissement dans lequel nous les tenons. « Vous nous permettez seulement de nous livrer au commerce? Entendu. Mais par le commerce, nous deviendrons vos maîtres », disent les Juifs. « Vous ne voulez voir en nous qu'un objet sensuel! soit. Par les sens, nous nous emparerons de vous », disent les femmes.

Ce n'est point la privation du droit de voter, ou d'exercer une magistrature, qui constitue l'absence des droits de la femme; d'ailleurs, ces occupations sont-elles des droits! C'est l'inégalité de leur condition morale, c'est l'interdiction d'aller vers un homme ou de s'en éloigner, d'en choisir un à leur gré au lieu d'être choisies. Cela vous choque, n'est-ce pas? Bon! Alors privez l'homme de ces droits, puisqu'il en jouit et que vous les refusez à la femme. Pour égaliser les chances, elle table sur la sensualité de l'homme, elle s'en rend maîtresse absolue par les sens, de telle sorte que c'est lui qui paraît choisir et qu'en réalité c'est elle qui choisit. Et, quand elle possède à fond l'art de séduire, elle abuse et prend un empire terrible sur l'humanité.

— Où voyez-vous donc cette puissance si extraordinaire?

— Où? Mais partout, dans tout. Visitez les grands magasins, dans les villes importantes. Il y a là des millions entassés, un travail gigantesque, presque incalculable. Y a-t-il, je vous le demande, dans les neuf dixièmes de ces magasins, la moindre chose pour l'usage des hommes?

Tout le luxe de la vie est pour les femmes

qui le recherchent, qui le poussent toujours en avant. Et les ateliers? La plupart fabriquent de vaines parures de femmes. Des millions d'hommes, des générations entières d'ouvriers, succombent dans ces travaux de forçats pour des fantaisies de femmes. Comme des reines puissantes, les femmes tiennent dans l'esclavage et le travail les neuf dixièmes de l'humanité. Et tout cela parce qu'on leur refuse des droits égaux à ceux de l'homme. Elles se vengent sur nos sens, en essayant de nous prendre à leurs pièges. Elles sont arrivées à exercer sur nos sensations une influence telle qu'un jeune homme, un vieillard même, perdent leur calme devant elles.

Et elles la connaissent bien cette influence, vous le verrez aisément, si vous observez un peu ces sourires de triomphe dans une fête populaire, dans un de nos bals ou une de nos soirées. Dès qu'un jeune homme s'approche d'une femme, le voilà pris par ses charmes et adieu le raisonnement !

J'ai toujours éprouvé un sentiment de gêne en voyant ma femme en grande toilette, une fille du peuple à foulard rouge et à jupons bien empesés, une jeune fille du monde en toilette de bal. Aujourd'hui, c'est encore plus terrible pour moi. J'y vois un danger pour les hommes, quelque chose de contraire à la nature. J'ai toujours envie d'appeler la police, de demander du secours pour éloigner ce péril, pour faire enlever de ma vue l'objet dangereux.

Et je ne ris pas ! Je suis persuadé qu'un jour viendra, pas si éloigné peut-être, où l'on se demandera avec stupéfaction comment il s'est trouvé une époque où l'on permettait des actions susceptibles de jeter autant de trouble dans le repos de la société que le font les femmes par l'excitation des sens et la parure du corps. C'est comme si dans les promenades publiques on dressait des embûches sous les pieds des promeneurs. Encore serait-ce moins dangereux.

Pourquoi, vous demanderai-je, prohibez-vous les jeux de hasard et laissez-vous les femmes paraître à demi nues en public, bien que ce soit mille fois plus immoral que le jeu ? Quelle étrange façon de juger les choses !

X

C'est ainsi que je fus pris. J'étais ce qu'on appelle amoureux. Ce n'est pas *elle* seulement que je considérais comme la perfection même ; moi-même, durant le temps des fiançailles, je me croyais le meilleur des hommes. Personne en ce monde n'est assez mauvais pour qu'en cherchant bien il ne trouve pire que lui, et c'est là une source de plaisir et d'orgueil. C'était mon cas. Je ne l'épousais pas pour l'argent, je n'y tenais pas, à l'encontre de beaucoup de mes connaissances qui se mariaient pour accaparer une dot ou se créer des relations. J'étais riche, elle pauvre ; qu'est-ce que cela pouvait me faire ? Une autre chose dont je m'enorgueillissais, c'était que, contrairement à ceux qui, en se mariant, n'abandonnent pas leurs idées de polygamie, je m'étais juré de vivre toujours en monogame, dès mon mariage. J'étais un misérable et je me croyais un ange.

Nous ne restâmes pas longtemps fiancés. Je ne puis évoquer sans rougir les souvenirs de cette époque. Honte et dégoût ! Si c'eût été un amour platonique, puisque c'est de celui-là que nous parlons, et non sensuel, il aurait dû, cet amour platonique, se traduire en paroles, en entretiens. Rien de semblable. Dans nos tête-à-tête la conversation était pénible, un vrai travail de géants ! A peine avais-je trouvé ce qu'il fallait dire, à peine l'avais-je dit que j'étais obligé de me taire et de chercher du nouveau. Les sujets de causerie nous manquaient. Nous avions épuisé tout ce qu'on pouvait dire sur notre avenir, notre installation... Que restait-il? Si nous avions été des animaux, nous n'eussions point ignoré que nous n'avions pas à parler; cependant il fallait causer, et pas de sujets, la chose qui nous préoccupait n'est pas de celles qui trouvent leur solution dans une conversation. Ajoutez à cela cette déplorable habitude de manger des friandises et des sucreries, puis les préparatifs du mariage : la chambre à coucher, les lits, les vêtements de jour et de nuit, le linge, les objets de toilette! Vous voyez que si l'on se marie d'après les préceptes du Domostroï, comme le disait le vieux monsieur, les édredons, les lits, la dot sont des détails qui concourent à faire du mariage une chose sacrée; mais pour nous qui, dans la proportion de un sur dix, ne croyons pas, non à cette chose sacrée — qu'on y croie ou non, peu importe ! — mais aux promesses que nous avons faites, pour nous dont à peine un sur cent n'a pas déjà eu de femme, dont à peine un sur cinquante n'est pas disposé à être immédiatement infidèle à sa femme, pour nous qui n'allons à l'église que pour remplir une condition exigée avant de posséder une certaine femme, tous ces détails n'ont qu'une signification monstrueuse. C'est là un horrible marché. On vend une vierge à un débauché et cette vente a lieu sous les apparences les plus pures, sous les dehors les plus poétiques.

XI

Je me suis marié, ainsi, comme nous nous marions tous. Si les jeunes gens qui rêvent de lune de miel savaient quelles désillusions les attendent, et c'est partout des désillusions ! Et tous, j'en ignore vraiment la raison, se croient obligés de le cacher. Je me promenais un jour dans une foire de Paris et j'entrai dans une baraque où on exhibait une femme à barbe et un phoque. La femme était un homme en robe décolletée, le phoque un simple chien, recouvert, il est vrai, de la peau d'un phoque et qui nageait dans un bassin. Fort peu d'attrait en somme en cela. Quand je sortis, le patron de la baraque, me désignant, dit au public : « Demandez à monsieur s'il vaut la peine d'entrer. Allons, mesdames et messieurs, entrez, entrez, ça ne coûte qu'un franc par personne ! » Il m'était désagréable, je ne saurais dire au juste pourquoi, de contredire cet homme, et lui avait bien compté sur ce sentiment. Il en est de même sans doute pour ceux qui connaissent par expérience le dégoût de la lune de miel et qui ne détruisent pas le rêve des autres.

Je n'ai, pour ma part, détruit le rêve de personne, mais je ne vois pas pour quel motif je me tairais aujourd'hui. Rien d'agréable dans la lune de miel, au contraire. C'est une gêne continuelle, une honte, une humeur noire, et par-dessus tout, un ennui, un ennui épouvantable. Je ne puis comparer cette situation qu'à celle d'un jeune homme qui veut s'habituer à fumer : il a des envies de vomir, avale sa salive et feint quand même d'éprouver un grand plaisir. Si le cigare doit lui donner des jouissances, c'est plus tard, comme pour le mariage. Avant d'en jouir, les époux doivent d'abord s'habituer au vice.

— Comment, au vice ? dis-je. Mais vous parlez d'une chose naturelle, d'un instinct.

— Une chose naturelle ! un instinct ! Pas le moins du monde. Je suis arrivé, permettez-moi de vous le dire, à la conviction contraire et j'estime, moi, homme corrompu et débauché, que c'est contre nature. Et combien cette opinion serait plus ancrée dans mon esprit si je n'étais pas aussi perverti ! C'est un acte absolument contre nature pour toute jeune fille pure, tout autant que pour un enfant. Ma sœur épousa, toute jeune, un homme deux fois plus âgé qu'elle, et qui avait jusque-là mené une vie déréglée. Je me souviens quel fut notre étonnement quand, dans la nuit de noces, elle le quitta en fuyant, pâle, tremblante, et qu'elle nous dit que pour rien au monde elle ne pourrait raconter ce qu'il exigeait d'elle.

Et vous appelez ça naturel? Manger est naturel, manger est un plaisir, une fonction agréable qu'on accomplit sans honte. Quant à l'autre acte, il n'y a que répugnance, honte et douleur. Non, ce n'est pas naturel. Et une jeune fille pure le redoute toujours, j'en ai acquis la conviction. Une jeune fille pure désire des enfants : des enfants, oui, un homme, non.

— Mais, demandai-je avec étonnement, comment perpétuer le genre humain?

— Est-il si nécessaire de le perpétuer? dit-il brusquement.

— Sans doute, autrement nous n'existerions pas.

— Et pourquoi faut-il que nous existions ?

— Pourquoi ? Pour vivre !

— Pour vivre? Schopenhauer, Hartmann et les bouddhistes ne prétendent-ils pas que le vrai bonheur est dans la non existence ? Et ils ont parfaitement raison de dire que le bonheur de l'humanité est dans sa destruction. Ils ne le disent pas aussi nettement; ils disent que l'humanité doit se détruire pour chasser la souffrance, que son but est sa propre destruction. C'est une erreur. Le but de l'humanité ne peut pas être de se délivrer du mal par l'anéantissement de soi-même, car le mal est le résultat de l'activité. Le but de cette activité ne peut pas être l'anéantissement des effets qu'elle produit. Le but de l'homme, comme de l'humanité entière, est le bonheur, et pour l'atteindre, il leur a été donné une loi qu'ils doivent suivre. Cette loi consiste dans l'union des êtres qui composent l'humanité. Les passions seules empêchent cette union et, par-dessus toutes les autres, la plus forte, la pire, l'amour sensuel, la volupté. Quand on aura réprimé les passions et, avec toutes, la plus forte, l'amour sensuel, l'union existera alors, et l'humanité, ayant accompli son but, n'aura plus de raison d'exister.

— Et jusqu'à ce moment?

— L'humanité possède une soupape de sûreté. L'amour des sens n'est que le signe du non-accomplissement de la loi. Aussi longtemps que cet amour existera, il se formera de nouvelles générations pour accomplir la loi. Si la première ne suffit pas, il en viendra d'autres... jusqu'à l'accomplissement de cette loi.

6

Quand cela sera fait, l'humanité cessera d'être, car il nous est impossible de nous représenter une vie tenant le genre humain en parfaite union.

XII

— Etrange théorie ! m'écriai-je.

— Etrange en quoi ? Toutes les religions prévoient une fin de l'humanité et, d'après les données de la science, elle est inévitable. Quoi d'étonnant à ce que la philosophie morale aboutisse aux mêmes conclusions ? « Que celui qui peut comprendre *ceci le* comprenne », a dit le Christ. Et je vois bien sa pensée. Pour que l'homme ait des rapports sexuels moraux, il faut qu'il ait pris pour but la chasteté complète. L'homme succombe dans cette lutte et c'est de là que provient le mariage moral. Mais si l'homme, et c'est le cas dans la société actuelle, se livre avant ce moment à l'amour sensuel, le mariage ne peut être, malgré ses dehors de moralité, qu'un prétexte à la volupté et la vie qu'une vie parfaitement immorale. C'est dans cette existence que nous avons péri tous deux, ma femme et moi, dans cette existence prétendue morale qu'on appelle la vie de famille.

Vous comprenez à quelles idées on peut en arriver quand on entend traiter de misérable et de ridicule ce que l'homme a de meilleur, sa liberté et son célibat. La situation idéale pour la femme, cet état de pureté et de virginité, le monde en a peur et le raille. Combien de jeunes filles sacrifient leur virginité à ce Moloch qui est l'opinion publique et se marient avec le premier venu pour ne pas rester vierges, c'est-à-dire des êtres supérieurs. Elles s'immolent pour ne point demeurer en cette condition de supériorité.

Je n'avais pas compris jusqu'alors que ces paroles de l'Évangile : « celui qui regarde une femme en la convoitant a déjà commis l'adultère », s'appliquent autant à notre propre femme qu'à celle des autres. Je n'avais pas compris et j'estimais sublimes tous mes actes pendant ma lune de miel, persuadé que la satisfaction de la volupté avec sa propre femme était ce qu'il y a au monde de plus honorable. Vous voyez comme moi que le voyage de noces, la solitude dans laquelle on laisse les nouveaux mariés, avec la permission des parents, ne sont autre chose qu'une excitation à la débauche.

Je ne sentais en cela rien de mauvais ou de honteux et ma lune de miel me semblait promettre le bonheur. Mais cet espoir fut bientôt déçu. J'y croyais cependant et je fis tous mes efforts pour en avoir une. Mes efforts restaient vains; plus je cherchais le bonheur plus il me fuyait. Je fus en proie durant tout ce temps au malaise, à la honte, à l'ennui. Après vinrent les tristesses et les souffrances.

C'est je crois le troisième ou le quatrième jour que je trouvai ma femme triste; je lui en demandai la raison en l'embrassant. Pour moi, elle ne pouvait vouloir autre chose. Elle m'écarta d'un geste et fondit en larmes. La raison? Elle ne la connaissait pas, elle était mal disposée, énervée. La lassitude de ses nerfs lui avait révélé, sans doute, la véritable nature de nos relations, mais elle ne pouvait pas exprimer ses sentiments. Je la pressai de questions, elle me répondit à la fin qu'elle était inquiète au sujet de sa mère. Je n'y crus pas. Je me mis à la consoler, sans lui parler de ses parents. Je ne comprenais pas que les parents n'étaient qu'un prétexte et qu'elle avait le cœur gros. Elle ne m'écoutait pas. Je lui reprochai ses caprices et raillai sa tristesse. Elle cessa de pleurer, m'adressant de durs reproches, me traitant d'égoïste et de cruel. Je la regardai. Tout dans ses traits marquait la fureur, une fureur tournée contre moi.

Pourquoi cette attitude inexplicable ? Était-ce possible? Ce n'était plus la même femme!

J'avais cherché à la calmer, mais je me butai contre une froideur et une amertume telles qu'en un instant je perdis tout mon sang-froid et que notre conversation devint une dispute.

L'impression de ce premier dissentiment fut terrible. C'était la révélation de l'abîme qui nous séparait. La satisfaction des désirs des sens avait tué nos illusions, nous nous retrouvions face à face l'un de l'autre, dans notre expression vraie, en égoïstes essayant d'obtenir le plus possible l'un de l'autre, comme deux personnes qui ne voyaient réciproquement dans l'autre qu'une source de jouissances. Ce dissentiment était notre situation constante qui s'était fait jour dès l'apaisement de nos sens. Je ne compris pas tout de suite que cette froideur, cette hostilité étaient notre état normal, car elles ne tardèrent pas à s'endormir au réveil de notre volupté. Je crus à une dispute qui, une fois apaisée, ne recommencerait plus. Mais, durant cette lune de miel, arriva une nouvelle période de satiété et avec elle, comme nous n'étions plus nécessaires l'un à l'autre, une seconde dispute. Je fus encore plus stupéfait de cette seconde dispute que de la première. La première n'était donc pas un hasard, un malentendu? Était-ce forcé, fatal?

Je fus d'autant plus étonné en présence de

la futilité de la cause. Ce fut, je crois, une question d'argent; certes, je n'étais pas avare, encore moins l'aurais-je été pour ma femme. Je me souviens seulement qu'elle prit si mal une de mes observations qu'elle voulut y voir mon intention bien avouée de la dominer par l'argent, le seul côté d'où je pouvais tenir des droits. C'était stupide et ridicule, étant donnés son caractère et le mien. Je me fâchai, l'accusant d'un manque de tact; elle me fit des reproches... et la dispute recommença. Sur son visage, dans son regard, dans son langage je revis cette même haine qui m'avait tant surpris. Je m'étais autrefois disputé avec mon frère, mes amis, mon père même : jamais je n'avais remarqué cette fureur. Bientôt cette haine se dissimula de nouveau dans les caprices de notre volupté, et je me consolai en me disant que ces querelles étaient des malentendus réparables.

Une troisième, une quatrième survinrent ; je reconnus bien que ce n'était pas un simple malentendu, que c'était une situation fatale, permanente. Je m'habituai à ces scènes, et je me demandai seulement pourquoi j'avais, moi, et non pas tout autre, moi si plein d'espérances, une existence à ce point déplorable avec ma femme. J'ignorais, à ce moment-là, qu'il en était de même dans tous les ménages, que tous pensaient, comme moi, que ce malheur n'arrivait qu'à eux et que tous le cachaient aux autres comme ils se le dissimulaient à eux-mêmes.

Après avoir ainsi commencé, cette situation empira, de jour en jour plus accentuée.

Dans le courant des premières semaines déjà, je sentais en mon âme dans quel malheur j'étais tombé. Ce n'était point là ce que j'attendais. Je compris que le mariage, loin d'être un bonheur, est un lourd fardeau ;

mais, comme tout le monde, je me le cachais à moi-même et aux autres, et, sans ce dénoûment, je ne me l'avouerais pas encore aujourd'hui. Maintenant, je m'étonne que la vérité de cette situation m'ait échappé si longtemps. J'aurais pu cependant le comprendre à la futilité des motifs qui faisaient naître nos disputes, futilité telle qu'une fois la querelle apaisée, nous ne pouvions en retrouver la cause.

Il nous était impossible de recouvrir d'une apparence de raison cette hostilité latente qui existait entre nous. Comme les jeunes gens qui, à défaut de sujet joyeux, rient de leur propre rire, n'ayant plus de raisons pour notre haine, nous nous haïssions pour satisfaire à la haine que renfermait notre âme. Mais ce qu'il y avait de plus extraordinaire encore, c'est que nous manquions de motifs pour nous réconcilier. Quelquefois c'étaient des paroles, des explications, des larmes; parfois, j'y songe avec dégoût, après les propos les plus amers, c'étaient des regards, des sourires et des baisers. Horreur! comment ai-je pu ne pas m'apercevoir de ces hontes?

XIII

Tant que nous sommes, hommes et femmes, tous nous sommes, par notre éducation, imbus de respect pour ce sentiment que l'on appelle l'amour. Préparé dès mon enfance à l'amour, je l'ai connu durant toute ma jeunesse et je n'en ai eu que de la joie. On avait fixé en mon esprit cette idée qu'aimer est la chose la plus méritoire, la plus noble, la plus sublime du monde. Quand arrive ce sentiment tant désiré, l'homme s'abandonne. Mais, malheureusement, en théorie cet amour est idéal, éthéré, en pratique c'est quelque chose de misérable et de malpropre dont on ne peut parler sans dégoût et sans honte. Et ce n'est pas pour rien que la nature l'a fait ainsi. Quels que soient la honte et le dégoût qu'il fasse naître en nous, nous sommes bien obligés de le prendre tel qu'il est, et nous cherchons à bien nous mettre en tête que cette malpropreté et cette horreur sont une beauté sublime.

Appelons les choses par leur nom. Quels furent les premiers signes de mon amour? Mon abandon complet à mes instincts, sans honte, avec fierté même, sans songer à ce qui pouvait se passer dans l'esprit de ma femme...

Sa vie physique et sa vie morale, je n'y pensais pas. Je ne comprenais pas d'où venaient nos froideurs et pourtant il eût été facile de le voir. C'étaient là des protestations de l'âme contre la bête qui menaçait de s'en rendre maîtresse absolue, pas autre chose. Cette haine, c'était la haine qu'ont l'un pour l'autre deux complices d'un crime prémédité et accompli en commun. N'est-ce donc pas un crime que la continuation de nos relations malpropres quand elle fut enceinte, dès le premier mois ?

Vous croyez que je fais là une digression ? Point du tout. Cela est nécessaire pour expliquer comment je suis arrivé au meurtre de ma femme.

Les imbéciles ! Ils croient que je l'ai tuée le 5 octobre, avec un couteau ! C'est bien plus tôt que je l'ai tuée, comme tous, oui, tous, tuent aujourd'hui leurs femmes. L'idée générale qui court de par le monde, voyez-vous, est que la femme est une source de jouissances pour l'homme — et vice versa, sans doute, mais je n'en sais rien, je ne parle que de mon expérience propre. — « Le vin, les femmes et les chansons », disent les poètes.

Le vin, les femmes et les chansons! Est-ce bien vrai? Prenez la poésie de tous les âges, la peinture, la sculpture, les vers légers de notre poète, les Phrynés, les Vénus, toutes les nudités; partout et toujours la femme nous paraît être un objet de plaisir, à la Trouba, à la Gratchevka (1), aux bals de la cour. C'est une ruse d'enfer.

D'abord viennent les porte-drapeau de l'adoration de la femme, — ils l'adorent et ne la considèrent que comme un objet de plaisir! — Puis on a, de nos jours, le respect de la femme, on lui cède sa place, on ramasse

(1) La Trouba est une promenade de Moscou où se trouve un restaurant de premier ordre et bien fréquenté, l'Ermitage. La Gratchevka est un couvent dans une rue avoisinant la clinique de l'Ecole de Médecine.

vivement ce qu'elle peut laisser tomber; certains vont même jusqu'à lui reconnaître le droit de remplir des fonctions, de voter... Au fond, les opinions restent les mêmes : elle n'est qu'un instrument de jouissance et elle ne l'ignore pas. Il en est d'elle comme de l'esclavage, puisque l'esclavage n'est autre chose que l'exploitation du travail des uns pour la jouissance des autres. Si l'on veut abolir l'esclavage, il faut empêcher cette exploitation, la faire considérer comme une honte et comme un péché. On se figure l'abolir aujourd'hui en en changeant les conditions, en interdisant la vente des esclaves, et on ne s'aperçoit pas qu'il n'en subsiste pas moins. Pourquoi? Parce qu'on est toujours porté à l'exploitation qui paraît équitable et bonne. Et dès qu'une pareille opinion est faite, il se trouve toujours des hommes, plus rusés et plus forts, pour exploiter les autres.

Il en est de même pour l'émancipation de la femme. Son esclavage consiste en ce que les hommes trouvent équitable le désir qu'ils ont de se servir d'elle comme d'un instrument de jouissance.

On émancipe la femme, on lui donne des droits égaux à ceux de l'homme, mais on ne l'envisage pas moins comme un objet de volupté et c'est dans ce sens que, dès son enfance, on dirige son éducation dans l'opinion publique.

Elle demeure ainsi dans l'humiliation de l'esclavage et l'homme est toujours le même maître, aussi peu moral, aussi débauché. Il faudrait, pour abolir cet esclavage, que l'opinion publique stigmatisât comme une honte l'idée de ne voir dans la femme qu'un objet de plaisir. Ce n'est pas dans les établissements d'instruction, ce n'est pas dans les affaires publiques que cette émancipation peut se faire; c'est dans la famille et non dans les maisons de tolérance que l'on combat utilement la prostitution. Nous émancipons la femme dans les pensionnats et dans les affaires publiques, mais nous la considérons toujours comme un objet de jouissance.

Apprenez à la femme à se connaître comme nous nous connaissons et elle restera toujours un être inférieur, ou, avec l'aide de médecins peu scrupuleux, elle cherchera à ne plus concevoir et elle en arrivera à être non pas même un animal, mais un simple objet, ou bien, et c'est le cas le plus fréquent, elle sera malheureuse, énervée, malade, sans espoir aucun d'émancipation morale.

— Pourquoi cela? demandai-je.

— Mais ce qui m'étonne le plus, c'est que précisément personne ne peut voir cette chose qui crève la vue, que les médecins savent tous et qu'ils taisent au lieu de le dire bien haut, comme ils devraient le faire. L'homme veut jouir, sans autre préoccupation de la loi de nature, les enfants. Leur naissance vient interrompre le plaisir, et l'homme, qui ne recherche que la jouissance, imagine des moyens pour échapper à cet empêchement.

Nous n'en sommes pas encore sur ce sujet au point où en sont l'Europe et Paris particulièrement ; nous ne connaissons pas « le système des deux enfants », nous n'avons rien trouvé parce que nous n'avons pas cherché. Nous sentons que ces moyens sont mauvais, mais nous voulons conserver la famille et notre façon d'envisager la femme en devient pire.

La femme doit être chez nous mère et maîtresse, c'est-à-dire nourrice et amante en même temps ; ses forces n'y suffisent pas.

Aussi avons-nous les hystériques, les névrosées, les possédées à la campagne. Et notez que ce n'est pas le cas pour les jeunes filles de la campagne, mais seulement pour les femmes mariées, celles qui vivent avec leurs maris. La raison en est claire. C'est de là que viennent la décadence intellectuelle et morale de la femme et son abaissement. Si l'on pensait à l'œuvre immense de la femme pendant qu'elle est enceinte ou qu'elle nourrit ! En elle se développe l'être qui doit un jour continuer notre existence et prendre notre place. Et par quoi la sainteté de notre œuvre est-elle troublée? Par quoi? C'est une horreur que d'y penser ! Et l'on parle après de la liberté de la femme et de ses droits !

C'est comme si les anthropophages prétendaient qu'en engraissant leurs prisonniers ils prennent soin exclusivement de leur liberté et de leurs droits !

Cette théorie, nouvelle pour moi, me frappa.

— Comment entendre tout ce que vous venez de dire ? L'homme, dans ces conditions-là, ne pourrait être réellement le mari de sa femme qu'une fois en deux ans, et l'homme...

— Ne peut pas se soustraire à ce besoin, n'est-ce pas ? Les prêtres de la science l'ont dit, et vous le croyez. Je voudrais bien que ces estimés prophètes tinssent le rôle de ces femmes qu'ils jugent si nécessaires à l'homme. Qu'est-ce qu'ils diraient alors ?

Répétez sans cesse à un homme que l'eau-de-vie, le tabac ou l'opium lui sont indispensables, il finira par le croire. Il en résulte que Dieu n'a pas compris ce qu'il fallait, puisque, pour n'avoir pas pris conseil auprès de nos prophètes, il a mal établi le monde. Avouez qu'il a eu tort.

Comment sortir de là ? Adressons-nous

aux prophètes, ils trouveront bien quelque chose, ils l'ont déjà trouvé. Quand donc leur jettera-t-on à la face leurs infamies et leurs mensonges ? Il n'est que temps ! hélas ! Les hommes en viennent à la folie, au suicide... toujours pour cette même raison ! Comment en serait-il autrement ?

Les animaux, qui paraissent se rendre compte que la descendance assure l'espèce, suivent en cela une loi fixe. L'homme seul ne reconnaît pas, ne veut pas reconnaître cette loi. Une idée unique le poursuit toujours, lui, l'homme, le roi de la nature : Jouir !

Pour lui, l'amour est le chef-d'œuvre de la création, et, au nom de cet amour, c'est-à-dire de cette infamie, il tue l'autre moitié du genre humain. De la femme, qui devrait l'aider à conduire l'humanité à la justice et au bonheur, il fait, au nom de sa volupté, la cause de destruction du genre humain.

Et l'obstacle que partout sur son chemin trouve l'humanité, c'est la femme. Pourquoi? Toujours pour cette seule et même raison.

XIV

Oui, l'homme est pire que la bête, quand il ne vit pas en homme. C'était mon cas. Ce qu'il y avait de plus fort, c'est que je croyais mener une vie de famille exemplaire parce que je ne cédais pas aux séductions des autres femmes ; je me croyais moral et les scènes qui se passaient entre ma femme et moi, je les attribuais exclusivement à son caractère. Naturellement je me trompais, elle était comme toutes, comme la majorité. Son éducation avait été conforme aux exigences de notre monde, semblable à celle de toutes les jeunes filles de la classe riche, telle qu'elle doit leur être donnée à toutes.

Que de plaintes on entend sur l'éducation de la femme, et combien voudraient la changer? Ce ne sont là que des superfétations. L'éducation de la femme doit provenir de l'idée vraie de l'homme sur la destination de la femme. Dans notre monde, d'après les idées en faveur, la destination de la femme est de procurer du plaisir à l'homme : son éducation est le reflet de ces idées. Dès sa jeunesse, on ne lui apprend qu'une chose : augmenter la puissance de ses séductions. Elle n'a que cette pensée. De même que l'éducation des esclaves était dirigée vers un but unique, satisfaire à tous les besoins du maître, de même nos femmes ne reçoivent de leur éducation que la vue d'un but unique : attirer les hommes ; dans les deux cas il ne pouvait et ne peut en être autrement.

Vous croirez peut-être que cela n'est vrai que pour les jeunes filles mal élevées, celles que nous nommons avec dédain demoiselles, qu'il y a une éducation plus sérieuse, celle qu'on donne dans les pensions, dans les lycées où l'on enseigne le latin, dans les cours de médecine, les académies. Erreur profonde! Toute éducation de la femme, quelle qu'elle soit, aboutit à ce but : attirer l'homme.

Les unes y atteignent par la musique, par leurs cheveux bouclés, d'autres par leur science, leur bon sens : le but reste le même, et il ne peut en être autrement, car il est unique.

Vous imaginez-vous les femmes acquérant à l'académie la science en dehors des hommes, c'est-à-dire les femmes devenant savantes sans que les hommes le sachent ?

C'est impossible. Il n'est pas d'éducation, il n'est pas d'instruction qui puisse y rien changer; tant que l'idéal de la femme sera le mariage, non la virginité et l'affranchissement des sens, la femme restera sera esclave.

Il n'y a qu'à bien voir les conditions dans lesquelles sont élevées les jeunes filles de notre monde, je ne veux pas généraliser, pour être moins surpris de la débauche des femmes de la haute société que de la modération même de cette débauche.

Songez-y donc : dès leur adolescence, elles sont uniquement préoccupées de la toilette, de la parure, des soins à donner à leur corps, de la danse, de la musique, de la poésie, des romans, du chant, des théâtres, des concerts ; ajoutez à cela une oisiveté physique et une indolence complète, une nourriture agréable et douce. C'est parce qu'on nous le cache soigneusement que nous ignorons les souffrances que fait endurer aux jeunes filles l'excitation des sens. Neuf sur dix se tourmentent plus qu'on ne saurait le dire dans la première époque de leur puberté, et plus tard encore si elles ne se marient pas à vingt ans. Nous fermons les yeux sur ces choses, mais ceux qui veulent bien les ouvrir se rendent compte que leur excitation est portée à ce point par une sensualité contenue (et c'est encore un bonheur quand elle est contenue), qu'elles sont incapables de tout hors de la présence des hommes. Les apprêts de la coquetterie, la coquetterie elle-même remplissent toute leur existence. En présence de l'homme, leur vivacité s'exagère, les sens réveillent l'énergie ; l'homme parti, l'énergie s'émousse et la vie disparaît. Et notez bien que ce n'est pas devant un certain homme, mais devant un homme quelconque, pourvu qu'il ne soit pas trop repoussant.

C'est l'exception, direz-vous ; non, c'est la règle. C'est plus ou moins accusé chez les unes et chez les autres, mais aucune n'a de vie propre indépendante de l'homme.

Quand l'homme leur fait défaut, toutes se valent et il ne peut en être autrement, car leur idéal est d'attirer le plus d'hommes possible. Tous leurs sentiments se concentrent en cette vanité, non de femme, mais de femelle qui cherche à attirer autour d'elle le plus grand nombre possible de mâles pour pouvoir mieux choisir ensuite. Il en est de même pour les jeunes filles et pour les femmes mariées. Chez les premières, c'est nécessaire pour pouvoir choisir, chez les secondes comme moyen de domination du mari.

Une seule chose vient interrompre cette façon de vivre, ce sont les enfants, à la condition que la femme soit bien portante et les nourrisse elle-même. Ici reparaissent les médecins.

Ma femme, qui voulait nourrir elle-même ses enfants, tomba malade à la naissance du premier; mais elle a pu nourrir les cinq autres. Les médecins la déshabillèrent cyniquement, la tâtèrent partout — ce pourquoi je dus leur adresser de grands remerciements et les payer grassement, — et déclarèrent qu'elle ne pouvait nourrir. Elle se trouva ainsi privée, dès le début, de la seule diversion possible à sa coquetterie. Nous prîmes une nourrice, c'est-à-dire que nous exploitâmes la pauvreté, le besoin, l'ignorance d'une femme, nous la volâmes à son propre enfant au profit du nôtre et nous la parâmes d'un kokoschnik (1) à galons d'argent. Mais il ne s'agit pas de cela. Ce que je voulais dire,

(1) Couronne de nourrice.

c'est que cette liberté momentanée réveilla chez ma femme, en lui donnant une force nouvelle, la coquetterie féminine un peu endormie pendant la période qui avait précédé. Alors naquit en moi une jalousie telle que jamais auparavant je n'en avais soupçonné l'existence. Dieu! que de souffrances! D'ailleurs ce sentiment est général à tous les maris qui vivent comme je vivais avec ma femme, sans rechercher l'adultère.

XV

La Jalousie!... Encore un des secrets de la vie conjugale, que tout le monde connaît, que tout le monde cache. A côté de la haine mutuelle des époux, qui provient de leur avilissement en commun et de bien d'autres motifs, la jalousie mutuelle est une des causes des scènes fréquentes dans les ménages. Mais on s'accorde pour le cacher à tous, et on le cache en effet. Chacun voit en cela un malheur personnel, non la destinée commune.

C'est ce qui m'est arrivé. Il est forcé que la jalousie existe entre deux époux qui vivent immoralement. S'ils ne peuvent sacrifier leur jouissance en faveur de leur enfant, ils en concluent qu'ils ne pourront jamais la sacrifier non pas même au profit du bonheur et de la paix, car on peut pécher en secret, mais au profit de leur propre conscience. Tous deux savent qu'il n'y a, ni pour l'un ni pour l'autre, d'obstacles moraux à la consommation d'une infidélité ; ils le savent parce qu'eux-mêmes, tous les jours, violent, en leurs relations, les principes de la morale : de là leur défiance réciproque et leur surveillance mutuelle.

Quel sentiment terrible que la jalousie ! Je ne parle pas de la jalousie véritable qui, du moins, a sa raison d'être; celle-là procure des tourments, mais on en peut trouver l'issue; je parle de cette jalousie inconsciente, acolyte fatal de toute vie conjugale immorale, et qui est sans fin, étant sans cause. Celle-ci est comme un cancer, un mal effroyable qui vous ronge jour et nuit, nuit et jour. Elle est épouvantable, réellement épouvantable !

En voulez-vous un exemple? Un jeune homme parle à ma femme, la regarde en souriant et, à ce qu'il me paraît, examine son corps. D'où lui vient cette audace de penser à ma femme, à la possibilité d'un roman avec elle? Et comment elle qui le voit peut-elle souffrir pareille chose?

Non seulement elle la tolère, mais elle m'en paraît fort aise. Tout ce qu'elle fait même, je le remarque, elle le fait pour lui. En mon cœur naît alors une haine si féroce que toutes ses paroles, tous ses gestes me dégoûtent. Elle s'en aperçoit et est embarrassée, elle feint l'indifférence. Je souffre ! et la voilà gaie, joyeuse ! Ma haine augmente, et je ne peux que la maîtriser, puisque je n'ai point de raisons d'être jaloux, et que je le sais.

On s'assied à côté d'elle, on joue à l'indifférence aussi et on comble le jeune homme de prévenances et de politesses. Puis, mécontent de soi-même, on veut quitter la chambre, la laisser seule; on sort effectivement. A peine sorti, une pensée terrible vous saisit : « Que se passe-t-il là-dedans? » Alors on rentre, sous le premier prétexte venu, ou bien on ne rentre pas et on écoute à la porte.

Comment peut-elle s'avilir et m'avilir moi-même en me jetant dans cette humiliante situation d'espion, si triviale, si bestiale même ?

Et lui ? Lui ! Il est comme tous les hommes, comme j'étais avant mon mariage. Il est content. Il sourit et me regarde en ayant l'air de dire : « Que veux-tu? C'est mon tour maintenant. »

Horrible sentiment; non moins horrible le poison qu'il injecte dans mes veines ! Oh ! que j'aurais voulu pouvoir soupçonner sérieusement un homme et lui lancer ce poison ! Il en aurait été marqué toute sa vie comme s'il eût reçu du vitriol à la face. Il m'eût suffi d'être une fois jaloux d'un homme pour ne plus pouvoir reprendre avec lui le ton des relations habituelles, pour ne plus pouvoir le regarder avec calme.

J'ai si souvent jeté à la face de ma femme ce vitriol de la jalousie qu'elle en est restée, à mes yeux, défigurée. A cette époque de haine inconsciente, je l'ai découronnée après l'avoir, dans mon imagination, couverte de honte et d'ignominie. Je lui prêtais les actions les plus contraires à la raison. J'allais (je l'avoue en rougissant) jusqu'à oser la soupçonner, comme une sultane des *Mille et une Nuits*, de m'avoir trompé avec un valet, à ma barbe et en se moquant de moi.

A chaque nouvel accès de jalousie — il est toujours question de cette jalousie sans motifs — je retombais régulièrement et plus profondément dans l'ornière de mes méprisables soupçons; il en était de même de son côté. Elle avait lieu, bien plus que moi, d'être jalouse puisqu'elle connaissait mon passé, et elle était en effet plus jalouse que moi.

Sa jalousie me procurait des souffrances d'une autre nature, mais non moins pénibles. En voici un exemple : Lorsque nous causions paisiblement ensemble, elle me contredisait sur un point au sujet duquel elle avait jusque-là professé la même opinion que moi. Bien plus, je voyais qu'elle s'emportait sans motif. La croyant de mauvaise humeur et jugeant que le sujet de notre entretien devait lui déplaire, je parlais d'autre chose. Même histoire! Elle s'irritait encore plus à propos d'un mot. Surpris, j'en cherchais la raison : rien; elle me répondait par monosyllabes, par allusions et passait à un autre sujet. Je me prenais à deviner alors que toute sa mauvaise humeur pouvait bien venir soit de ce que je m'étais promené au jardin avec sa cousine qui m'était totalement indifférente, soit d'une cause analogue. Je devinais bien, mais je ne le disais pas. Le dire, c'eût été attiser ses soupçons. Je l'interrogeais, suppliant : elle se taisait et, devinant que j'avais compris, ses soupçons se confirmaient.

— Qu'as-tu donc? lui demandais-je.

— Rien. Je suis comme toujours, répondait-elle; et pourtant elle s'emportait comme une folle, tenant des propos déraisonnables et sans fondement.

Parfois on faisait preuve de patience;

d'autres fois, l'orage éclatait, on s'emportait chacun de son côté; c'était une pluie d'outrages et je recevais en pleine figure l'accusation du prétendu crime. Le vase débordait; puis, venaient les larmes, les sanglots, elle sortait et courait se cacher en des endroits si invraisemblables qu'on avait grand'peine à la retrouver. Je la cherchais, honteux, en présence des domestiques et des enfants, mais il le fallait! Je la savais, en cet état, capable de tout. Nous la suivions, nous la retrouvions, et quelles nuits terribles! Ce n'était qu'après des propos amers, des accusations pénibles, après de terribles crises de nerfs, que nous reprenions enfin notre calme.

Oui, la jalousie, cette jalousie sans motif, est la plaie de notre vie conjugale et j'en ai, pour ma part, horriblement souffert tout le temps.

A deux époques particulièrement mes souffrances furent plus intenses. La première de ces deux époques remonte à la naissance de notre premier enfant, quand nous eûmes pris une nourrice, les médecins ayant défendu à ma femme de le nourrir elle-même. Cette jalousie provint d'abord de l'inquiétude de mère éprouvée par ma femme en raison de ce qui, sans cause, venait apporter un dérangement à la régularité de notre vie ; mais elle provint surtout de ce que je vis avec quelle facilité elle renonçait à ses devoirs de mère, ce qui me faisait conclure, d'instinct et de raison aussi, à la facilité qu'elle aurait à abandonner ses devoirs d'épouse, d'autant plus que sa santé était excellente et que, malgré la défense de messieurs les docteurs, elle allaita, avec le plus grand succès, les enfants puînés.

— Vous ne me paraissez pas beaucoup

aimer les médecins, lui dis-je, ayant remarqué l'expression irritée de sa physionomie et l'altération de sa voix toutes les fois qu'il en parlait.

— Il n'est pas question ici d'aimer ou de ne pas aimer ! Ils ont brisé mon existence, comme ils en ont brisé des milliers d'autres. Je ne puis pas ne pas chercher un lien commun entre la cause et l'effet. J'admets qu'ils veuillent, comme les avocats, comme d'autres, gagner de l'argent ; je leur abandonnerais de grand cœur la moitié de ma fortune — et je suis certain que tout homme qui les connaîtrait agirait de même — s'ils consentaient seulement à se désintéresser de notre vie de famille et ne pas toujours se mêler des choses où ils n'ont que faire.

Je n'ai pas consulté la statistique, mais je connais personnellement des centaines de cas — et il y en a des millions — où tantôt ils ont tué l'enfant dans le sein de la mère en prétendant qu'elle ne pouvait accoucher, tantôt la mère, sous le vain prétexte d'une opération.

On ne tient pas compte de ces meurtres, de même qu'on a négligé ceux de l'Inquisition, dans la conviction qu'ils étaient utiles à l'humanité. Les crimes des médecins sont incalculables, encore ne sont-ils rien auprès de la putréfaction morale qu'engendre le matérialisme dont ils sont les pères et qu'ils lancent dans le monde avec l'aide de la femme. Je ne m'arrêterai même pas à ce fait que, en suivant leurs conseils, nous en arriverions forcément, de par la force de la contagion, non à l'union, mais à la désunion complète. D'après leurs principes, nous devrions passer notre temps, dans le repos et l'isolement, à nous servir d'acide phénique — il est vrai qu'aujourd'hui ils trouvent qu'il ne vaut plus rien ! — Là n'est pas le pis. Leur poison le plus violent est la corruption dans laquelle ils plongent l'humanité, les femmes tout particulièrement. On ne peut plus dire, ni à soi-même ni aux autres, de nos jours : « Tu mènes une vie déplorable, corrige-toi. » Non ! Quand on mène une mauvaise vie, c'est la faute d'une maladie nerveuse ou de quelque chose du même genre. Alors on va consulter les docteurs ; moyennant un franc ils prescrivent des remèdes que le pharmacien fournit. On devient plus malade ; vite au docteur, au pharmacien ! Charmante invention en vérité !

Pour revenir au sujet qui nous occupait, je vous dirai que ma femme a fort bien nourri nos enfants, que ceux-ci ont beaucoup servi à apaiser les souffrances que m'occasionnait ma jalousie, mais qu'hélas ! ils ont été la cause de nouveaux tourments. Mais cela était peut-être pour le mieux, car la catastrophe a été retardée. Les enfants nous ont sauvés pour quelque temps. Pendant huit ans ma femme a mis au monde cinq enfants qu'elle allaita elle-même.

— Et où sont actuellement vos enfants ? demandai-je. Je veux dire...

— Les enfants? s'écria-t-il, et ses yeux s'allumèrent.

— Pardon, j'ai peut-être éveillé quelques souvenirs pénibles ?

— Non, non, du tout... La famille de ma femme s'est chargée des enfants. Je leur aurais abandonné ma fortune pour pouvoir moi-même élever mes enfants, mais comme je passe pour être fou, on m'en a refusé la garde. C'est malheureux, car je les aurais élevés de manière à ne pas ressembler à leurs parents... Au reste, il vaut peut-être mieux qu'il en soit ainsi, car je ne suis plus bon à rien.

XVI

Les enfants se succédèrent assez rapidement, et, avec eux, arriva ce qu'on voit toujours venir avec les enfants et des médecins. Oui, les enfants, l'amour maternel !... Encore un des agréments de la vie ! Pour les femmes de notre monde, les enfants ne sont pas une joie, un orgueil, l'accomplissement de leur destinée, mais une inquiétude, une terreur, un supplice, une punition : elles ne se gênent point pour exprimer à ce sujet leur pensée et leurs sentiments.

Les enfants sont pour elles un tourment non par leur naissance, leur allaitement et les soins qu'ils exigent — les femmes, et la mienne était de celles-là, ont un instinct maternel très développé qui les rend prêtes à toute éventualité — mais parce qu'ils peuvent tomber malades et mourir. Si elles craignent l'enfantement, ce n'est pas qu'elles refusent leur amour aux enfants. C'est qu'elles ont peur pour la santé et la vie de l'enfant bien-aimé. C'est pour cette raison qu'elles ne veulent pas nourrir. « Si je le nourrissais, se disent-elles, je m'y attacherais trop, et s'il mourait après... ? » Elles préféreraient presque des bébés en caoutchouc, point exposés à tomber malades et à mourir, et facilement réparables. Quelle confusion dans la tête et dans le cœur de ces pauvres femmes ! Pourquoi évitent-elles d'avoir des enfants ? De peur de trop aimer.

Elles redoutent comme un danger l'amour, cet état idéal de l'âme. Et pourquoi ? Parce qu'un homme est pire que la bête quand il ne vit pas en homme. La femme n'envisage l'enfant qu'au point de vue du plaisir. Le commencement est pénible ;... mais bientôt : Oh ! ces menottes ! ces petons ! ce sourire ! ce joli petit corps ! ce gazouillement ! ce hoquet ! En un mot, cet amour maternel est bestial, tout fait de sensualité. On ne songe pas à l'apparition mystérieuse de ce nouvel être, destiné à prendre notre place qu'on lui assigne déjà dès le baptême. On n'y croit pas, et cependant ce n'est que l'avertissement de l'importance du nouveau-né dans l'humanité. On a repoussé tout cela, on n'y croit plus. Mais on ne l'a remplacé par rien et nous n'avons plus que les rubans, les dentelles, les menottes et les petons ; en somme, ce qui est inhérent à la bête. La seule différence est que la bête n'a ni intelligence, ni entendement, ni raison, ni médecins, oui, ni médecins.

Le veau périt, le poussin meurt, la vache beugle, la poule glousse, toutes deux poursuivent leur vie.

Que fait-on chez nous quand un enfant tombe malade ? Vite de l'aide, du secours ! Quel médecin choisir ? Où aller le chercher ? Et si l'enfant meurt, où sont les petons, les menottes ? A quoi bon aller au-devant de ces souffrances ?

La vache ne va pas si fort avant dans les choses et c'est pour ce motif que les enfants sont un vrai tourment. La vache, n'ayant pas de raisonnement, n'envisage pas les moyens qu'elle aurait pu employer pour sauver son petit. Aussi la peine qu'elle éprouve dans son état physique n'est qu'un état et non une douleur que viennent exagérer le repos et la satiété. Elle ne peut se demander le pourquoi de ses douleurs et la raison de son amour puisque le petit devait mourir. Elle n'a pas de jugement qui lui dise qu'elle peut dans l'avenir n'avoir plus d'enfants, que, si elle en a quand même, il est inutile de les nourrir, de les aimer, puisque cet amour ne conduit qu'à la souffrance. C'est le raisonnement que se font toutes nos femmes, et l'homme est la pire des bêtes s'il ne vit pas en homme.

— A votre idée, comment traiter humainement les enfants ?

— Comment ? En les aimant en homme.

— Mais, les mères n'aiment-elles pas leurs enfants ?

— Si, mais pas humainement, ou presque jamais ; elles ne les aiment même pas comme la chienne aime ses petits. Notez que la poule, l'oie, la louve seront toujours pour la femme un modèle inimitable d'amour maternel. La femme qui se jette sur un éléphant pour sauver son enfant est un cas des plus rares.

Au contraire, la poule, le moineau se précipitent hardiment sur un chien, se sacrifiant à leurs petits. Il est bien extraordinaire qu'on ait à raconter d'une femme une chose semblable.

Notez encore que la femme a la faculté de se priver de son amour physique pour son enfant ; la bête ne le peut pas. En est-il ainsi parce que la femme est au-dessous de la bête ? Non, c'est parce qu'elle lui est supérieure (encore supérieure n'est-il pas le mot juste ; elle ne lui est pas supérieure, c'est un être d'une autre essence), parce qu'elle a d'autres devoirs, des devoirs humains ; la femme peut se priver de cet amour physique pour cette raison que cet amour, elle le concentre tout entier sur l'âme de l'enfant. C'est le rôle propre de la mère et c'est ce qu'on ne trouve pas dans notre société.

Les récits concernant des femmes héroïques qui ont sacrifié leurs enfants à un idéal, nous les considérons comme des contes de l'antiquité qui ne peuvent nous toucher. Pour moi, je crois que si la mère manque de cet idéal auquel elle pourrait sacrifier son amour physique pour son enfant, si elle dépense toute la force psychologique qu'elle renferme en elle à tenter l'impossible, à soigner son enfant avec l'aide des médecins, elle ne s'en rendra que plus malheureuse et éprouvera toujours les mêmes souffrances.

C'est ce qui eut lieu pour ma femme. Que lui importait d'avoir un enfant ou cinq! Au contraire, ce fut mieux quand elle en eut cinq. Toute notre existence était gâtée par la peur d'un accident pour les enfants, par des maladies réelles ou de pure imagination, par leur présence même, simplement. Quant à moi, tant qu'a duré ma vie conjugale, j'ai senti fortement que tout mon bonheur et tous mes intérêts ne tenaient qu'à un fil et dépendaient exclusivement de la santé, du bien-être et de l'activité de mes enfants.

Les enfants tiennent la première place : parfait; cependant, il faut bien que nous vivions tous. De nos jours, les parents n'ont pas de vie propre; toute leur vie est attachée à un cheveu, il n'y a plus de vie de famille, de vie conjugale. Pour si importante que soit l'affaire dont la conclusion nous occupe, nous laissons, nous négligeons, nous oublions tout dès qu'on nous annonce que Vassïa a mal au ventre ou que Lisa souffre de la gorge. Nous oublions tout pour ne plus songer qu'au médecin, au pharmacien, à la température du malade.

Je n'ai pas à ajouter qu'il est impossible d'engager une conversation sans qu'à l'endroit le plus sérieux Pierre ne fasse invasion dans la chambre pour demander si on veut lui donner une pomme, quel costume il doit mettre, ou sans que la nourrice entre avec un bébé qui pleure. La vraie vie de famille n'existe plus. Toutes nos actions, toute notre manière d'être dépendent de la santé des enfants. Et la santé des enfants ne dépend de personne au monde; aussi, toute notre vie peut-elle être anéantie par les médecins qui se prétendent les dispensateurs de la santé. Ce n'est pas une existence. On est continuellement sur le qui-vive; un danger succède à un autre, on double ses efforts pour mieux se défendre : on se trouve dans la position d'un navire qui sombre.

J'ai cru parfois que les craintes de ma femme pour les enfants étaient fictives, pour lui faciliter la victoire sur moi, tant elle arrivait simplement à résoudre à son profit toutes les difficultés. Je croyais alors toutes ses paroles et tous ses actes dirigés contre moi; je m'aperçois aujourd'hui que ses ennuis et ses tourments étaient causés par les enfants, par leur bon ou leur mauvais état de santé. Pour elle comme pour moi, c'était un martyre.

Les enfants étaient cependant pour elle une source d'oubli et d'ivresse. J'ai souvent remarqué que dans sa tristesse, à la maladie d'un enfant, elle trouvait un allègement à ses souffrances en se plongeant dans cette ivresse. Et cette ivresse était forcée; toute autre distraction manquait.

On lui racontait à chaque instant que madame X... avait perdu deux enfants, qu'un médecin avait sauvé ceux de madame N..., que, autre part, on avait changé de logement et qu'on avait ainsi sauvé les enfants. Les docteurs, naturellement, confirmaient la chose en se rengorgeant et cela renforçait la conviction de ma femme. Certes, elle aurait bien voulu ne pas avoir peur, mais il suffisait que le médecin prononçât les mots d'empoisonnement du sang, de scarlatine ou — Dieu nous en préserve! — de diphtérie, et la voilà partie.

Il est impossible qu'il en soit autrement.

Si nos femmes d'aujourd'hui avaient la croyance des femmes d'autrefois : « Dieu nous a donné, Dieu nous a repris »; que l'âme de l'enfant retourne à Dieu, que sa mort fait de lui un bienheureux parce qu'il meurt dans l'innocence et non dans le péché; enfin si elles avaient cette croyance qui était générale dans l'ancien temps, si elles avaient seulement un sentiment qui rappelât cette foi, elles supporteraient avec plus de calme les maladies des enfants. Mais elles n'ont plus l'ombre de cette foi disparue sans retour.

Et cependant, l'humanité a besoin d'une croyance; aussi croient-elles, éperdument, à la médecine, pas même à la médecine, mais aux médecins. Pour l'une c'est le docteur A..., pour l'autre le docteur B..., et comme pour tous les fanatiques, aucune d'elles ne se rend compte de l'ineptie de sa croyance : elles croient *quia absurdum*. Si elles ne s'entêtaient pas dans une croyance irraisonnée, elles en verraient la folie et en même temps la vanité des prescriptions de ces meurtriers.

La scarlatine est une maladie contagieuse, on transporte alors la moitié de la famille à l'hôtel; cela nous est arrivé deux fois. Mais, dans une ville importante, tout individu est le centre d'un grand cercle que traversent de nombreux diamètres qui ne sont que les fils de toute sorte de contagions contre lesquelles il n'est pas de mur de protection : boulangers, tailleurs, cochers, blanchisseuses, tout concourt à la propagation.

Je me flatte de prouver à celui qu'une maladie contagieuse chasse de sa maison qu'une autre maladie, tout aussi dangereuse, peut-être la même, l'attend dans son nouveau logement. Qui ignore, par exemple, que des gens riches, ayant tout détruit dans un appartement où il y avait eu la diphtérie, sont tombés malades dans ce même appartement remis à neuf ? Des centaines de personnes, tout le monde le sait, vivent avec des malades et ne sont pas infectées.

Voilà la vérité, et voici maintenant quelle est l'attitude des femmes. L'une dit que son docteur est un excellent médecin. « Pour Dieu ! s'écrie l'autre, il a tué un tel ! » Et *vice versa*.

Présentez à nos dames un médecin de la

campagne : pas la moindre confiance. Appelez, au contraire, un docteur qui roule carrosse, qui a les mêmes connaissances acquises dans les mêmes livres et dans les mêmes écoles, qui demandera cent roubles par visite : en celui-là, confiance absolue.

Nos femmes ne savent pas ce qu'elles veulent. Ayant perdu la croyance en Dieu, les unes mettent leur confiance dans les sorciers et les bonnes femmes, d'autres dans le docteur N... parce qu'il exige des honoraires élevés. Si elles avaient la Foi, elles sauraient que la scarlatine et les autres maladies de même genre ne sont point si redoutables, puisqu'elles ne peuvent atteindre à la seule chose que l'homme puisse et doive aimer, l'âme ; elles sauraient que tout ce qui est susceptible de nous arriver sont des événements que nous ne pouvons empêcher : la maladie et la mort.

C'est ce défaut de croyance en Dieu qui rend leur amour purement physique, qui les pousse à dépenser toute leur énergie à cette utopie : prolonger la vie ! Utopie dont les docteurs promettent la réalisation aux imbéciles et particulièrement aux femmes. Aussi au moindre danger on a recours à eux.

Nos enfants n'ont pas contribué à adoucir nos relations, à nous unir plus intimement ; au contraire, ils accentuèrent notre désunion, étant une cause de plus de querelle. Dès leur naissance, ils furent pour nous une arme de combat, un prétexte à disputes. Chacun de nous avait son favori qui devenait pour lui une arme dans la lutte. Moi, j'avais Vassïa ; elle, Lisa, l'aînée.

Quand ils eurent grandi, que leur caractère fut dessiné, nous les considérions comme des alliés que chacun de nous deux voulait attirer de son côté. Leur éducation souffrait énormément de cette situation, mais, dans nos querelles perpétuelles, nous ne pouvions guère songer à ces pauvres enfants.

Le garçon était mon allié ; quant à la fille, l'aînée, la favorite de ma femme, et qui lui ressemblait, je me prenais souvent à la haïr.

XVII

Nous habitâmes d'abord la campagne, et ensuite la ville. Sans la catastrophe qui est arrivée plus tard, j'aurais ainsi atteint ma vieillesse et, à mon lit de mort, j'aurais cru avoir mené une existence heureuse, pas plus malheureuse tout au moins que celle de mes semblables. Je n'aurais pas eu l'intuition du mensonge vil qui m'environnait, j'aurais à peine compris que tout n'était pas pour le mieux.

Ce que j'aurais senti le plus fortement, c'est que moi, qui aurais dû être le maître, je n'avais été que l'esclave de ma femme, que c'était elle, comme on dit vulgairement, qui portait les culottes et que mes efforts pour les lui enlever étaient vains. La cause de la perte de mon autorité fut les enfants. Malgré ma volonté, il me fut impossible de me dégager, de reprendre cette autorité. Elle avait les enfants, par conséquent, la domination. Je ne sentais pas alors que c'était son droit, un droit fondé sur ce que, à l'époque de notre mariage, elle était moralement de cent coudées au-dessus de moi, de même que toute jeune fille est d'autant plus supérieure à son mari qu'elle est plus pure.

Et notez bien ceci, c'est que les femmes, dans notre monde particulièrement, sont en général des êtres pervers, sans force morale, égoïstes, bavards, têtus, tandis que les jeunes filles, à l'âge de vingt ans à peu près, et nous en voyons des exemples tous les jours, sont portées à toutes les actions élevées et idéalement belles. Quel est le motif de cette différence ? Il est évident que les hommes sont tombés si bas qu'ils les abaissent à leur propre niveau.

Les garçons et les filles naissent avec des facultés égales, mais la valeur morale des filles est de beaucoup supérieure. D'abord, elles ne sont point exposées aux mêmes mauvais entraînements : elles n'ont ni le tabac, ni le vin, ni les cartes, ni le collège, ni le cercle, ni le bureau ; en second lieu, et c'est une chose primordiale, elles sont corporellement pures.

Comme jeunes filles, elles sont déjà nos supérieures. Dans notre monde, où l'homme n'a point à travailler pour gagner sa vie, elles sont encore nos supérieures, comme femmes, par l'importance de leur mission.

Quand elle a enfanté et qu'elle nourrit son enfant, la femme comprend fort bien que sa mission a plus de gravité que celle de l'homme qui s'occupe dans les comices agricoles, au tribunal ou au sénat. Elle sait que leur préoccupation essentielle est l'argent ; et en somme les occupations des hommes ne répondent pas à une nécessité fatale comme l'allaitement de l'enfant. C'est par cela que la femme est au-dessus de l'homme et le gouverne. Mais l'homme de notre monde ne veut point se rendre à cette vérité ; au contraire, il la regarde avec dédain du haut de sa grandeur et n'a que du mépris pour ses occupations.

C'est pour cette raison que ma femme méprisait mon travail du Zemstvo (1) : elle avait donné le jour à plusieurs enfants et les nourrissait. Moi, de mon côté, imbu des théories de l'homme, je pensais que tous ces travaux féminins : langes, biberons, ainsi que je disais en plaisanterie, étaient sans importance

(1) Conseil général.

aucune et qu'il était permis de les traiter, dans un sourire et en haussant les épaules, « affaires de femme ! »

Ce mépris réciproque nous séparait encore davantage. Nos rapports s'aigrirent encore plus ; nos divergences d'opinion n'étaient plus la cause de la haine, elles en étaient les conséquences. Quel que fût son dire, *a priori* j'opinais autrement ; elle de même.

Quatre ans après notre mariage, tous rapports intellectuels, — cette chose était indiscutable, — étaient devenus, tant pour l'heure que pour l'avenir, d'une impossibité absolue entre nous. Nous nous entêtions obstinément dans notre opinion tous deux, quel que fût le sujet, surtout sur la question des enfants, sans essayer de nous convaincre. Avec des étrangers nous causions des choses les plus diverses, les plus intimes ; jamais entre nous. Lorsque j'entendais ce qu'elle disait devant moi, à d'autres, je pensais : « Que de mensonges dit cette femme ! » J'étais surpris qu'on ne s'aperçût point qu'elle mentait. En tête-à-tête, nous étions réduits au silence, ou à des propos que certainement les animaux peuvent tenir entre eux :

« Quelle heure est-il? — Il est temps d'aller se coucher. — Quel est le menu du dîner? — Où irons-nous aujourd'hui? — Quoi de nouveau dans le journal? — Il faut envoyer chercher le docteur, Lisa a mal à la gorge. »

Dès que nous sortions, pour si peu que ce fût, de ce cercle étroit à l'extrême de nos entretiens habituels, l'orage éclatait. La présence d'un tiers, qui servait pour ainsi dire d'intermédiaire à notre union, nous faisait un instant plus sociables. Elle, probablement, croyait avoir raison de son côté ; quant à moi, Dieu me pardonne ! je me prenais pour un saint auprès d'elle.

Les périodes de ce que nous nommions l'amour étaient aussi fréquentes qu'avant, mais plus brutales, sans raffinement aucun, moins suaves. Très courtes d'ailleurs, elles faisaient place rapidement à des moments de colère irraisonnée, d'une irritation qui ne se soutenait que par les prétextes les plus absurdes.

Les querelles, la haine naissaient à propos du café, de la nappe, d'une voiture, d'une faute au jeu, d'un tas de vétilles sans importance ni pour l'un ni pour l'autre. Pour ma part je la haïssais de toute mon âme. Je la regardais se verser le thé, remuer le pied, porter la cuillère à sa bouche, souffler pour refroidir le liquide et enfin l'avaler, et, pour cela, comme pour de mauvaises actions, je la haïssais.

Je n'avais pas remarqué la corrélation qui existait entre les périodes de haine et les périodes de ce que nous appelions amour.

Toujours l'une suivait l'autre. Une période d'amour plus longue entraînait une plus longue période de haine ; après un amour de courte durée, la haine s'apaisait vite. Nous ne comprenions pas alors que cet amour et cette haine étaient engendrés par le même sentiment mais qu'ils en étaient les deux pôles. Si nous avions bien vu le fond de notre situation, notre vie eût été terrible ; mais nous étions complètement aveuglés, nous ne comprîmes pas.

C'est en cela précisément qu'est la punition et le bonheur de l'homme, en ce qu'il peut, par sa façon irrégulière de vivre, s'illusionner sur la tristesse de la situation.

C'est ce qui nous arriva. Elle cherchait à s'oublier en de nombreuses occupations, les soins du ménage, sa propre toilette, la toilette, l'instruction et surtout la santé des enfants. Ces diverses occupations ne répondaient pas à un besoin direct et cependant sa vie entière et celle de ses enfants semblaient dépendre du degré de cuisson des petits pâtés, des rideaux changés, des robes finies, des devoirs faits, des leçons sues et des remèdes pris à l'heure. Mais il ne m'échappait pas que tout cela n'était que moyen d'oublier, une sorte d'ivresse dans le genre de celle que je trouvais de mon côté dans mes fonctions au Zemstvo, dans la chasse, le jeu. Pour moi, j'étais ivre dans la véritable acception du mot ; cette ivresse me venait du tabac, car je fumais sans mesure, de la boisson, bien que je ne fusse pas un grand buveur, ne prenant qu'un verre de vodka avant le repas, et deux verres de vin pendant le repas. De la sorte, un brouillard continuel me cachait les misères de mon existence.

Les théories nouvelles sur l'hypnotisme,

les maladies mentales, l'hystérie, ne sont point des conceptions inoffensives ; elles sont au contraire pernicieuses et dangereuses. Le docteur Charcot, j'en suis sûr, aurait trouvé ma femme hystérique, moi-même anormal, et aurait voulu nous donner des soins. Et cependant, il n'y avait rien à soigner en nous ; notre maladie mentale découlait de l'immoralité de notre existence. Cette vie immorale nous causait des souffrances que nous tentions d'apaiser par les moyens les plus extraordinaires : c'est ce que les médecins nomment les symptômes d'une maladie mentale, l'hystérie.

La science de Charcot et des autres est impuissante contre ces maladies. Ce n'est ni la suggestion ni le brôme qui peuvent les guérir ; il faut se rendre compte du siège du mal et, tout comme l'on chercherait une esquille qu'on aurait dans la chair, il faut chercher la blessure de la vie. Il suffit, pour faire cesser les douleurs, de changer sa manière de vivre, sans qu'il soit nécessaire de recourir à ces procédés qui étourdissent.

C'était notre manière de vivre qui causait notre mal, les souffrances de ma jalousie, mon irritabilité et le besoin de me soutenir par cette sorte d'ivresse continuelle de la chasse, du jeu, du vin et du tabac. C'était cette même manière de vivre qui poussait ma femme vers ces occupations multiples, qui causait ses brusques changements d'humeur, — tantôt triste, tantôt d'une gaîté folle — son bavardage ; tout cela venait du besoin de s'oublier, d'oublier sa vie en un étourdissement continuel de travaux aussitôt achevés qu'entrepris.

Cette brume dans laquelle nous vivions nous mettait dans l'empêchement absolu de voir notre situation sous son vrai jour. Nous étions comme deux prisonniers rivés à la même chaîne, qui se haïssent, empoisonnent mutuellement leur vie et font tous les efforts pour ne point s'en apercevoir. Je ne savais pas alors qu'il en était de même dans les quatre-vingt-dix-neuf centièmes des ménages et que cette position est fatale ; je ne le savais ni par les autres, ni par moi-même.

Elles sont surprenantes les coïncidences de la vie irrégulière avec la vie régulière, malgré sa monotonie !

Quand la vie est ainsi devenue impossible entre les parents, il importe d'aller dans une ville pour l'éducation des enfants.

C'est ce que nous fîmes : nous allâmes habiter la ville.

Pozdnychev se tut ; il poussa deux ou trois soupirs qui paraissaient être des sanglots comprimés, puis avala d'un trait sa tasse de thé devenu froid ; puis il continua.

XVIII

Nous nous fixâmes donc en ville. Là, l'existence est plus supportable pour les malheureux. On peut y atteindre l'âge de cent ans, sans s'apercevoir qu'on est pourri et mort depuis longtemps. On n'a pas le temps de songer à soi, on est toujours absorbé : les affaires, les relations, les maladies, les plaisirs de l'art, la santé des enfants, leur éducation. On reçoit des visites, on en fait à droite et à gauche ; on va voir tel acteur, entendre telle chanteuse. Dans toute ville il y a deux ou trois célébrités qu'il faut forcément connaître.

On est pris tantôt par sa propre santé, tantôt par celle de tel ou tel, par les maîtres, les professeurs, les gouvernants... et néanmoins la vie reste vide et sans intérêt.

Nous vivions ainsi et nous souffrions moins de notre vie commune. Au début, d'ailleurs, nous étions absorbés par l'arrangement de notre nouvelle existence ; c'était pour nous une excellente occupation. Puis, nous avions les voyages de la ville à la campagne et de la campagne à la ville.

Un hiver s'écoula ainsi. Dans le second hiver arriva un incident qui passa inaperçu, qui semblait de minime importance mais qui, au fond, fut le point de départ de l'événement final. Ma femme tomba malade : les « canailles » de la Faculté lui prescrivirent et lui enseignèrent les moyens d'éviter toute conception nouvelle. J'en conçus un dégoût profond. Je voulus m'y opposer, mais, avec une légèreté opiniâtre, elle insista, et je dus me rendre. La dernière justification de notre existence immorale, les enfants, nous était défendue. Notre vie n'en devint que plus ignoble.

Le paysan, l'ouvrier, ont besoin d'enfants, bien qu'ils aient de la peine à les élever ; c'est là la justification de leurs relations conjugales. Nous, dès que nous en avons quelques-uns, nous n'en désirons plus : ce ne sont que soucis, dépenses, cohéritiers, une vraie charge. Dès lors, plus d'excuse pour l'impureté de notre existence, pour les moyens artificiels que nous employons. Mais nous sommes tellement dégradés que nous ne jugeons pas cette excuse nécessaire. La plupart des gens bien élevés s'adonnent aujourd'hui à cette débauche sans le moindre remords. Comment pourrait-il y avoir remords puisque nous n'avons plus de conscience, à part la conscience de l'opinion publique, si l'on peut lui donner ce nom, et celle du Code pénal?

Ici, ni l'une ni l'autre ne sont touchées. L'opinion publique ne saurait nous gêner, puisque tous, M. X... comme M. Y..., font de même. Et comment feraient-ils autrement, à moins d'augmenter le nombre des mendiants ou de se priver des moyens d'existence? Le Code pénal ne nous gêne pas davantage et nous n'avons pas à le craindre. Ce sont les filles perdues et les femmes à soldats qui jettent leurs enfants dans un puits ou dans une mare : celles-là, on les met en prison; mais nous, nous les supprimons en temps opportun et proprement.

Nous passâmes ainsi deux ans. Le moyen conseillé par les canailles avait donné d'excellents résultats. Ma femme se développa et embellit comme une fleur d'automne. Elle le sentait et s'occupait beaucoup de sa personne. Elle en était arrivée à cette beauté provocante qui excite les hommes. Elle était dans tout l'éclat d'une femme de trente ans, débarrassée de tous devoirs maternels, bien nourrie et excitée. Sa vue faisait peur, comme celle d'un cheval oisif et fougueux auquel on vient d'enlever les rênes. Comme pour quatre-vingt-dix-neuf sur cent de nos femmes, il n'y avait plus de frein à sa conduite. Je m'en aperçus et j'en fus épouvanté.

XIX

Les traits de Pozdnychev s'altérèrent; son regard terne prit une expression piteuse, son nez disparut presque dans sa barbe qui paraissait lui monter jusqu'aux yeux.

— Oui, reprit-il après avoir allumé une cigarette, dès qu'elle cessa de concevoir, elle commença à prendre de l'embonpoint et sa maladie — ses inquiétudes pour ses enfants — passa. Le fait important ne consiste pas dans la disparition de cette maladie, mais en ce qu'elle se réveilla comme d'une torpeur, qu'elle vit un monde rempli de joies sans nombre, un monde qui lui était resté caché jusque-là, dans lequel elle n'avait pas appris à vivre, qu'elle ne comprenait pas.

« Il faut jouir du moment, le temps passe et ne revient plus. »

Voilà, je crois, quelles étaient ses pensées ou plutôt ses sentiments. D'ailleurs, elle ne pouvait ni sentir, ni penser autrement. Son éducation lui avait inculqué l'idée qu'une seule chose est ici-bas digne d'attention : l'amour. Elle s'était mariée, avait un peu goûté de cet amour, mais bien moins qu'elle n'espérait ; et que de déceptions, que de souffrances ! Et ce martyre inattendu, les enfants !

Ce martyre l'avait exténuée. Par l'obligeance de messieurs les docteurs, elle apprend un beau jour que l'on peut parfaitement se passer d'enfants. Cela lui avait causé une vive joie que l'expérience ne fit qu'accroître et elle continua à vivre pour la seule chose qu'elle connût, pour l'amour. Mais l'amour pour un mari souillé de jalousie et de haine n'était plus son idéal. Elle rêvait d'une autre tendresse plus pure, c'était du moins l'idée que je me faisais d'elle.

Elle épiait de tous côtés, comme si elle attendait quelque chose. Je le remarquai et une anxiété profonde m'envahit.

Partout et toujours, quand elle causait avec moi par l'intermédiaire de tiers, c'est-à-dire quand elle parlait avec des étrangers, mais avec l'intention de me faire entendre, elle répétait bravement, oubliant qu'une heure avant elle avait dit le contraire, elle répétait, moitié en plaisantant, moitié sérieusement, que les soucis maternels étaient une erreur et qu'il ne valait pas la peine de donner la vie à des enfants tant qu'on est jeune et qu'on peut jouir de la vie.

Dès lors, elle s'occupa moins des enfants, ne faisant pas preuve à leur égard du même dévoûment qu'autrefois, mais, par contre, plus préoccupée d'elle-même, de son extérieur, bien qu'elle cherchât à le dissimuler, de ses plaisirs et même de son perfectionnement en certaines choses. Elle se remit avec enthousiasme au piano qu'elle avait complètement négligé. Ce fut là l'origine de la catastrophe.

A ce moment parut l'*homme*.

Pozdnychev s'arrêta et fit entendre deux ou trois de ses singuliers reniflements. Je pensai qu'il lui était pénible de nommer cet homme et de se ressouvenir. Mais il fit un geste énergique comme pour écarter l'obstacle qui obstruait sa route et continua d'un ton décidé :

— C'est un vaurien, à mon sens ; non par le rôle qu'il a joué dans ma vie, mais parce qu'il était réellement tel. Ce fait, d'ailleurs, que c'était un vaurien m'amène à conclure à l'irresponsabilité partielle de ma femme en cette action. Au reste, si ce n'avait pas été lui, c'eût été un autre.

C'était un musicien, un violoniste. Non un musicien de profession, mais mi-homme du monde, mi-artiste. Son père, propriétaire d'importants domaines et voisin du mien, s'était ruiné. Ses enfants, trois garçons, s'étaient débrouillés tout seuls. Notre homme, le cadet, fut envoyé chez sa marraine, à Paris. Il entra au Conservatoire; il faisait preuve d'un certain talent musical; en sortit violoniste et joua dans les concerts...

Sur le point de dire du mal de cet homme, Pozdnychev se retint, puis, après une légère pause, continua brusquement :

— En vérité j'ignore quelle était sa vie. Je sais seulement qu'en cette année-là il revint en Russie et fut introduit chez moi. Il avait des yeux humides, fendus en amande, les lèvres rouges et souriantes, de petites moustaches retroussées, une coiffure à la dernière mode. Il était joli, mais d'un visage commun, en un mot ce que les femmes appellent un beau garçon ; une taille fine, presque une taille de femme, bien proportionnée cependant.

Correct, assez promptement familier, mais sachant se retirer à la moindre froideur et conserver sa dignité. Il avait un je ne sais quoi de parisien, avec ses bottines à boutons, ses cravates aux couleurs claires et faisait une excellente impression sur les femmes par ce quelque chose de particulier et de nouveau qu'il portait sur toute sa personne. Toutes ses manières étaient d'une gaîté factice. Il parlait par allusions, par phrases inachevées comme si son interlocuteur eût été au courant de tout et qu'il eût voulu dire, plutôt l'aider lui-même à se ressouvenir, que lui faire un récit.

C'est cet homme avec sa musique qui amena la catastrophe. Aux assises, on a tout mis sur le compte de ma jalousie. Cela n'était pas exact, du moins complètement. Au jugement on décida que j'avais été trompé, que je l'avais tuée pour venger mon honneur outragé — c'est bien là leur langage, n'est-ce pas? — et je fus acquitté. Je voulais leur expliquer le vrai motif, ils crurent que j'avais l'intention de réhabiliter l'honneur de ma femme. Du reste ses rapports avec le musicien, quels qu'ils aient été, furent sans importance, pour moi comme pour elle. La seule chose importante est ce que je vous ai raconté.

Tout le drame vient de l'arrivée de cet homme chez nous au moment où nous étions plongés dans la plus déplorable confusion, dans cette haine mutuelle dont je vous ai parlé, au moment où la moindre goutte d'eau devait suffire à faire déborder le vase. Nos disputes, terribles vraiment dans les derniers temps, avaient cette conséquence étonnante qu'elles provoquaient en nous des accès de passion bestiale.

Si cet homme n'était venu, ç'aurait été un autre. Si je n'avais pas eu la jalousie comme prétexte, j'en aurais trouvé un autre. Je suis profondément convaincu que tous les hommes qui vivent de la vie conjugale dont je vivais, doivent se livrer à la débauche ou divorcer, ou se tuer, ou tuer leur femme comme j'ai fait moi-même. Celui auquel cela n'arrive pas est un oiseau rare. Avant le dénoûment, j'ai été plus d'une fois sur le point de me suicider, plus d'une fois ma femme a tenté de s'empoisonner.

XX

Pour que vous compreniez bien, il faut que je vous raconte tous les détails. Nous vivions par moments de la façon la plus paisible. Mais voici qu'un jour, nous causions de l'éducation des enfants. Je ne me rappelle pas les paroles prononcées par l'un et par l'autre, bref, la dispute commença. La conversation sauta d'un sujet à l'autre, les reproches succédaient aux reproches : « Oui, c'est toujours ainsi, constamment la même histoire; tu as dit que... non, je n'ai pas dit ça... alors, j'ai menti?... etc. »

La crise épouvantable approche et grandit, me poussant au meurtre et au suicide. La crise est là, je la redoute comme le feu, je voudrais me retenir, la colère m'emporte. Ma femme est dans le même état, dans un état pire sans doute : elle dénature tous ses mots et y glisse comme du venin. Tout ce qui m'est cher, elle le ravale et le traîne dans la boue. La crise augmente d'intensité. Je crie : « Tais-toi », ou quelque chose de semblable. Elle se précipite hors de la chambre et court à la chambre des enfants. Pour finir ce que j'ai à dire, je veux la retenir et la prends par le bras. Je lui fais mal.

— Mes enfants! s'écrie-t-elle, votre père me bat!

— Ne mens pas! dis-je.

Elle continue, pour augmenter mon irritation :

— Et ce n'est pas la première fois!

Les enfants s'élancent vers elle et elle cherche à les tranquilliser.

— Ne fais pas l'hypocrite ! lui dis-je.

— Tout est hypocrisie pour toi ! Tu es capable de tuer quelqu'un et de prétendre qu'il fait semblant d'être mort. J'ai compris maintenant, je vois ce que tu veux.

— Oh ! je voudrais te voir crever comme un chien ! m'écriai-je.

Je me rappelle quelle frayeur causa en moi cette parole. Je n'aurais jamais cru pouvoir prononcer des mots aussi effroyables ; j'en suis encore stupéfait aujourd'hui.

J'allai m'asseoir dans mon cabinet et je me mis à fumer. Je l'entendis dans l'antichambre se préparer à sortir :

— Où vas-tu? lui demandai-je.

Elle ne me répondit pas.

Eh bien ! que le diable t'emporte, pensai-je, et je retournai m'allonger sur le sopha de mon cabinet et me remettre à fumer.

Ma tête est toute bouleversée des milliers de plans que je forme. Comment me venger d'elle? Comment m'en défaire ? Quel moyen de parer aux éventualités? Je remue toutes ces idées et je fume toujours, je fume, je fume. Je songe à la quitter, à me cacher, à fuir en Amérique. J'allai jusqu'à penser comme il serait beau d'être débarrassé d'elle, de posséder une autre femme, belle, jeune, nouvelle! Mais, pour être libre, il faut sa mort ou le divorce; comment atteindre ce but?

Mes idées se troublaient, je le sentais, et, pour ne point m'apercevoir que mes pensées s'engageaient dans une mauvaise voie, je me mis à fumer de plus Belle. Le train-train de la maison continue. La gouvernante vient demander où est madame, quand elle rentrera; le domestique, s'il doit servir le thé. J'entre dans la salle à manger; les enfants y sont déjà. Lisa, l'aînée, darde ses regards sur moi, les yeux pleins de questions.

Elle ne vient pas. La soirée se passe : elle ne rentre toujours pas. Deux sentiments étreignent mon âme : ma haine envers elle pour ce tourment qu'elle nous cause, à mes enfants et à moi, par cette absence sans but, puisqu'il lui faudra bien rentrer, puis la peur qu'elle n'ait attenté à ses jours.

Mais, où la chercher ? Chez sa sœur ? Ça a l'air bête d'aller s'enquérir de sa femme. A la garde de Dieu ! Et si elle a décidément besoin de tourmenter quelqu'un, qu'elle se tourmente elle-même. Mais, si elle n'est pas chez sa sœur ? Si elle se faisait, si elle s'est déjà fait quelque mal ?

Onze heures sonnent, puis minuit, une heure... Je ne dors pas. Je ne vais pas dans la chambre à coucher. Ça paraît bête d'attendre seul. Je ne repose pas non plus dans mon cabinet. Je veux m'occuper, lire, écrire. Rien. Je suis là, seul, tourmenté, en rage, et j'écoute. Elle ne vient toujours pas. Vers le jour, je m'endors. Je me réveille : elle n'est pas rentrée. Dans la maison le train a repris. Tous me regardent d'un air étonné et interrogateur ; les enfants, d'un air de reproche. Je suis toujours inquiet et cette inquiétude ravive ma haine envers elle.

Vers onze heures du matin arrive sa sœur, son ambassadrice. Alors commence le défilé des clichés : « Elle est dans un état terrible ! — Que signifie cela ? — Mais il n'est rien arrivé, etc. »

Je lui dépeins son caractère insupportable, je lui déclare que je ne suis pas coupable et que je ne ferai certainement pas le premier pas. Si elle veut divorcer, qu'elle divorce ! Ma belle-sœur repousse cette idée et s'en va sans avoir rien obtenu.

Je suis parfois entêté et j'avais déclaré sèchement que je ne ferais pas le premier pas. A peine ma belle-sœur partie, j'entre dans la chambre des enfants, je les vois complètement abattus... Ah! je l'aurais fait ce premier pas! mais j'étais lié par mes propres paroles. Je vais, je viens, je fume. Au déjeuner, je bois en quantité de l'eau-de-vie et du vin et j'arrive à l'état que je désirais inconsciemment : ne plus me rendre compte de la sottise et de l'ignominie de ma situation.

Vers trois heures elle rentre et passe devant moi sans me parler. Je la crois apaisée et je commence à lui dire que ses reproches excessifs m'avaient fait sortir de mes gonds. Elle me répond froidement, le visage sévère mais abattu, qu'elle ne vient pas pour entendre mes explications, mais pour prendre les enfants, que nous ne pouvons désormais vivre ensemble. Je lui réponds que ce n'est pas ma faute, qu'elle m'a mis hors de moi. Elle me dit alors d'un air sérieux et solennel :

— Plus un mot, tu t'en repentirais !

Je réplique que la comédie doit avoir un terme, voilà assez de comédie comme ça. Elle me crie quelques mots que je ne comprends pas et se précipite vers sa chambre. J'entends la clef grincer : elle s'est enfermée. Je frappe, pas de réponse. Je m'en vais, furieux.

Une demi-heure après, Lisa vient en courant dans ma chambre, les yeux inondés de larmes...

— Qu'y a-t-il ? Est-il arrivé quelque chose ? Tout est tranquille dans la chambre de petite mère, on n'entend pas le moindre bruit.

Nous y allons ensemble ; je secoue fortement la porte. Le verrou résiste à peine, les battants s'ouvrent. Je m'approche. Elle est étendue sur le lit dans une position incommode, en jupon, avec ses souliers lacés, sans connaissance. Sur la table, un verre vide avec quelques gouttes d'opium. Nous la rappelons à la vie. Un flot de larmes, puis la réconciliation.

Mais point une réconciliation franche ; chacun gardait en son cœur sa haine envers l'autre ; mais, il fallait en finir, et notre vie reprit comme auparavant.

Des scènes pareilles, pires encore, se répétaient tous les mois, toutes les semaines, parfois même tous les jours. Et toujours les mêmes incidents. Une fois, j'avais résolu de m'enfuir, de tout abandonner : j'avais déjà même pris mon passeport pour l'étranger ; ma faiblesse extrême me retint.

Voilà de quelle nature étaient nos rapports quand cet homme survint. C'était un vaurien et, en somme, il nous valait bien.

XXI

Dès son arrivée à Moscou, cet homme, — il s'appelait Troukhatchevsky, — nous rendit visite. C'était un matin, je le reçus. Dans le temps nous nous étions tutoyés. Il variait du *vous* au *tu*, revenant plus souvent au *tu;* mais je n'employais que le *vous* et il fut obligé d'en faire autant. Il me déplut fort et je compris tout de suite que c'était un noceur renforcé. J'en fus jaloux avant même qu'il eût fait la connaissance de ma femme. Mais, chose étrange ! une force fatale, invincible me porta à ne point le congédier et à l'admettre au contraire chez moi. Il m'eût été aisé de n'échanger avec lui que quelques mots, de l'éloigner par ma froideur et de ne point le présenter à ma femme. Mais non ! Comme à dessein, je lui parlai de son jeu de violoniste. Il répliqua en disant qu'on avait tort d'affirmer qu'il avait abandonné le violon, qu'il en jouait avec plus d'ardeur qu'avant. Il me rappela qu'autrefois je jouais aussi du violon ; je lui dis que j'y avais renoncé mais que ma femme était bonne musicienne.

Il est à remarquer que dans certaines phases importantes de notre existence, dans celles où le sort d'un homme se décide, comme il s'est décidé pour moi ce jour-là, il n'y a ni passé ni futur. Mes relations avec Troukhatchevsky furent telles, dès le premier moment, qu'elles auraient pu être après l'événement. J'avais le pressentiment d'un effroyable malheur dont il serait la cause. Malgré cela je ne pouvais qu'être aimable avec lui. Je le présentai à ma femme ; elle s'en réjouit d'abord, sans doute en pensant au plaisir d'avoir un accompagnateur de violon pour son piano. Elle aimait tellement cela qu'elle avait loué un violoniste de l'orchestre d'un théâtre. Quand elle eut jeté un regard sur moi, elle comprit ma pensée et dissimula son impression. Alors reprirent les mensonges mutuels. J'eus un sourire aimable et je parus goûter fort cette nouveauté.

Il regarda ma femme comme tous les viveurs regardent une jolie femme ; il feignit de s'intéresser à notre conversation qui était sans intérêt pour lui. Elle fit tout pour paraître indifférente, mais elle était excitée par la malignité du regard du violoniste et par l'expression de jalousie que je m'efforçais de cacher dans un sourire mais qu'elle voyait sur mon visage.

Je remarquai, dès le premier moment, que les yeux de ma femme brillaient d'un éclat particulier et que ma jalousie provoqua en eux je ne sais quel courant électrique qui donnait même expression à leur regard et à leur sourire.

Il fut question, à cette première entrevue, de musique, de Paris, de mille futilités. Il se leva pour sortir, nous regardant tous deux, se dandinant, le chapeau sur la hanche et comme attendant quelque chose. Je me rappelle cette minute, d'autant plus que je pouvais fort bien ne pas le prier de revenir. Je n'avais qu'à ne pas l'inviter et rien ne serait arrivé. Je regardais ma femme, puis Troukhatchevsky. « Ne te figure pas que je te fasse l'honneur d'être jaloux de toi, ma belle ! »

pensai-je, et je l'invitai à revenir le soir même avec son violon pour faire de la musique avec ma femme.

Elle me regarda avec surprise et devint subitement rouge comme en une sorte de frayeur. Elle chercha à se récuser, disant qu'elle ne jouait pas assez bien. Ce prétexte m'excita plus encore. Je me rappelle le sentiment étrange qui m'envahit lorsque je contemplai, tandis qu'il quittait le salon de son pas léger et sautillant, son cou blanc encadré par ses cheveux noirs retombant des deux côtés. La présence de cet homme, je ne pouvais me le dissimuler, m'était une torture. « Il ne dépend que de moi, me disais-je, de m'arranger pour ne plus jamais le revoir. Mais, j'aurais peur de lui, moi ! Ah ! certes, non ! Ce serait trop humiliant ! » Dans le vestibule, sachant que ma femme pourrait parfaitement entendre, de nouveau je le priai instamment de venir le soir même avec son violon. Il me le promit et partit.

Le soir, il vint en effet avec son violon et ils jouèrent. Mais d'abord l'ensemble ne marcha pas bien; ils n'étaient pas dans le même ton et ma femme n'était pas assez musicienne pour transposer à première vue. J'aime passionnément la musique, je pris intérêt à leur jeu, je les aidai dans leurs recherches et ils purent jouer quelques morceaux : des chansons sans musique et une petite sonate de Mozart. Il jouait à la perfection, joignant la douceur à une véritable maîtrise. Pas de difficulté pour lui. Dès qu'il eut pris son violon, sa figure changea d'expression, il s'anima et parut plus sympathique.

Il était évidemment bien plus fort que ma femme; il lui donna quelques conseils, d'un ton simple et naturel, louant en même temps son jeu avec une courtoisie exquise. Ma femme semblait se donner tout entière à la musique : elle était naturelle et charmante.

Moi-même, durant toute la soirée, je feignis, et je fus pris à ma propre feinte, de m'intéresser uniquement à la musique. En réalité la jalousie me torturait. Dès la première minute où je vis leurs regards se croiser, je compris qu'il ne la regardait pas comme une femme déplaisante avec laquelle on répugne à nouer des relations intimes.

Si j'avais été pur, je n'aurais pas scruté ses pensées, mais j'agissais de même à l'égard des femmes ; je le compris et j'en souffris beaucoup. Ce qui me faisait surtout souffrir c'est que j'avais l'assurance qu'elle n'avait pour moi qu'un sentiment de haine, interrompu de temps en temps par la sensualité habituelle, et que, d'autre part, je voyais que cet homme devait lui être agréable par ses façons élégantes, par sa nouveauté, par son incontestable talent musical, par le rapprochement qu'exigeaient ces duos, par l'excitation que produit la musique, le violon particulièrement, chez les natures impressionnables. Non seulement il devait lui être agréable, mais il devait la subjuguer sans peine et faire d'elle ce qu'il voudrait. Il m'était impossible de ne pas le comprendre, de ne pas en souffrir, de n'être point jaloux.

Jaloux, je l'étais terriblement et je souffrais au-delà de toute expression. Et malgré cela, à cause de cela peut-être, une force invicible me poussait à être poli, aimable même à son égard. Je ne sais si j'agissais ainsi pour faire voir à ma femme que je ne le redoutais pas ou pour me tromper moi-même. Pour étouffer l'envie que j'avais de le tuer, j'étais contraint d'user de courtoisie envers lui.

A table, je lui versai à boire, je me montrai ravi de son jeu, je lui parlai de la façon la plus aimable du monde. Puis je l'invitai pour le dimanche suivant : on ferait de la musique et j'inviterais quelques amis amateurs pour l'entendre. Sur cela il prit congé de nous.

Deux ou trois jours plus tard, je rentrais à la maison en causant avec un ami, quand, tout à coup, dans le vestibule, je sentis, sans me rendre compte au juste de ce qui en était, comme une lourde pierre s'appesantir sur mon cœur. Quelque chose dans l'antichambre m'avait rappelé Troukhatchevsky. Ce ne fut que dans mon cabinet que je compris ce qui en était; je revins au vestibule pour voir le bien-fondé de ma supposition. C'était bien son manteau, je ne m'étais pas trompé. J'étais, inconsciemment, un observateur très fin pour tout ce qui se rapportait à lui. Je m'enquis : il était là, en effet.

Je traversai la chambre des enfants. Lisa parcourait un livre; la nourrice amusait avec un couvercle quelconque le dernier-né qu'elle tenait dans ses bras. J'entends, au salon, des arpèges lents; il parlait à voix basse; elle opposait un refus : « Non, pas cela », et elle ajouta quelque chose que je ne compris pas. Quelqu'un assourdissait exprès les paroles — des baisers peut-être — en jouant du piano. Grand Dieu! Quels sentiments, quelles pensées s'emparèrent de moi. Je ne puis songer sans effroi à la bête déchaînée en moi à ce moment. Mon cœur se serra, s'arrêta, puis se remit à battre comme un marteau.

Le sentiment dominant, comme à toutes mes heures d'irritation, était une grande pitié pour moi-même. En présence de mes enfants, pensais-je, en présence de la nourrice, elle me déshonore. Je voulais faire un esclandre, je ne voyais pas ma route. La nourrice me regardait comme si, me comprenant, elle eût voulu me conseiller d'avoir l'œil. Il fallait entrer cependant. J'ouvris la porte, inconscient. Il était assis au piano et faisait des arpèges avec ses longs doigts recourbés. Elle était debout au coin du piano, devant les cahiers ouverts. Elle m'avait vu ou entendu la première et jeta un regard sur moi. Fut-elle ou non saisie ou fit-elle semblant de ne pas l'être?... Ce qui est certain, c'est qu'elle ne tressaillit pas, elle ne bougea pas, elle rougit un peu seulement, mais plus tard.

— Que je suis heureuse que tu sois venu. Nous ne savons encore ce que nous jouerons dimanche, dit-elle sur un ton qui ne lui était pas habituel dans nos tête-à-tête.

Ce ton, ce « nous », m'indignèrent. Je le

saluai froidement. Il me serra la main avec un sourire qui me parut railleur. Il m'expliqua ensuite qu'il avait apporté des partitions afin de se préparer pour le dimanche, mais qu'ils n'étaient point d'accord sur ce qu'ils joueraient. Serait-ce une sonate de Beethoven, des morceaux classiques et quelque peu difficiles, ou bien quelque chose d'une exécution plus facile? Et il la consulta du regard. Tout cela était si simple, si naturel que je ne pouvais vraiment me fâcher. Cependant je voyais, je sentais que cela n'était qu'hypocrisie et qu'ils étaient d'accord sur la manière de me tromper.

Le plus grand tourment pour un jaloux — et qui n'est jaloux dans notre monde? — vient de ces conventions mondaines qui, sous des prétextes divers, précipitent l'un vers l'autre en une intimité dangereuse un homme et une femme. On deviendrait la risée de tous si on voulait s'opposer à ces rapprochements des bals, des médecins avec leurs malades, des artistes entre eux, des peintres et surtout des musiciens.

Deux personnes s'occupent de musique, le plus noble des arts, et cette occupation exige un rapprochement qui d'ailleurs ne peut paraître blâmable qu'aux yeux d'un sot jaloux. Un mari de bonne éducation ne doit pas avoir de ces pensées et surtout ne doit pas s'immiscer à ces affaires. Et tout le monde sait cependant que c'est des occupations de cette nature, de la musique particulièrement, qui font naître dans notre société la plupart des adultères.

Le silence que je gardai pendant quelques instants les avait visiblement gênés. J'étais comme une bouteille renversée dont l'eau ne coule plus parce qu'elle est trop pleine. Je voulais lui jeter un insulte à la face, le chasser; mais je ne fis rien. Au contraire, je m'estimais coupable de les avoir dérangés. J'eus l'air de tout approuver, et le sentiment qui me dominait me porta à être aimable au possible avec lui, malgré le martyre que me causait sa présence. Je répondis que je m'en rapportais à son goût et que ma femme, si elle voulait suivre mon conseil, agirait de même.

Il resta juste autant qu'il était nécessaire pour effacer la mauvaise impression produite par ma brusque entrée et ma figure épouvantée. Puis il s'en alla, paraissant satisfait des décisions prises pour le lendemain. J'avais la conviction, quant à moi, que cette question de musique était de beaucoup subordonnée à leur autre préoccupation.

Je l'accompagnai jusqu'au vestibule avec la plus grande courtoisie, — comment ne pas accompagner un homme qui vient chez vous pour troubler la paix et anéantir le bonheur de toute une famille ! — et je serrai avec une vive affabilité sa main blanche et douce.

XXII

De toute la journée, je n'adressai pas la parole à ma femme, je ne le pouvais pas. Sa proximité provoquait en moi une haine telle que j'avais peur de moi-même. Elle me demanda, à table, en présence des enfants, quand je partirais pour mon voyage. Je devais aller la semaine suivante à une assemblée du Zemstvo. Je lui répondis. Elle s'enquit sur mes besoins de la route. Je ne répondis plus un mot et regagnai, silencieux, mon cabinet de travail.

D'habitude elle n'entrait jamais dans mon

cabinet, surtout à cette heure. Tout à coup je reconnus ses pas qui approchaient. Une pensée terrible, ignoble, envahit mon âme : « Venait-elle chez moi à cette heure indue, comme la femme d'Urie, pour cacher une faute déjà commise? Venait-elle réellement chez moi? » Et ses pas se rapprochaient. « Mais si elle venait, j'avais donc raison? »

Une haine terrible s'empare de moi. Les pas se rapprochent, se rapprochent encore. Passerait-elle par là pour aller au salon? Non. La porte grince et sur le seuil elle apparaît en sa taille haute et souple, douce et gracieuse. Dans ses traits, dans ses regards, une timidité, une expression insinuante qu'elle veut dissimuler mais qui me saute aux yeux et dont je saisis toute la portée. Je faillis étouffer, tellement je retenais ma respiration, et, sans cesser de la regarder, je pris une cigarette et l'allumai.

— Que signifie ceci ? Je viens chez toi pour causer et tu allumes une cigarette ? dit-elle en s'asseyant près de moi et en appuyant sa tête sur mon épaule.

Je me retirai pour ne pas la toucher.

— Tu préférerais que je ne joue pas dimanche, je le vois, dit-elle.

— Mais, tu fais erreur, répondis-je.

— Est-ce que je ne le vois pas ?

— Eh bien, si tu le vois, je t'en félicite ! Ce que je vois, moi, c'est que tu te conduis comme une cocotte.

— Si tu dois jurer comme un charretier, je m'en vais.

— Eh bien, va-t'en ! seulement fais bien attention que si l'honneur de la famille n'est rien pour toi, il m'est sacré, à moi ; fais-y bien attention, et que le diable t'emporte !

— Mais quoi ? qu'y a-t-il ?

— Va-t'en ! pour l'amour de Dieu, va-t'en !

Elle ne s'en alla point. Feignit-elle de ne pas comprendre ou ne comprit-elle pas vraiment, il est certain en tout cas qu'elle était offensée, et elle se fâcha.

— Tu es devenu insupportable, fit-elle, un ange même ne saurait vivre avec toi. Et désirant me blesser aussi profondément qu'elle pouvait, elle ajouta :

— Après ta conduite envers ta sœur, rien ne m'étonnera plus dans ta conduite envers moi. Elle faisait allusion à un incident avec ma sœur, pendant lequel, hors de moi, je lui avais dit des grossièretés ; elle savait que ce souvenir m'était cuisant et elle cherchait à raviver la plaie.

« Bien, me disais-je ; offensé, humilié, injurié, et me rendre ensuite responsable. »

Tout à coup une fureur indicible, une rage

que je ne m'étais jamais connue s'empara de mon être. Pour la première fois j'éprouvai le besoin de traduire cette rage en mouvements. Je sursautai et, sur l'instant même, je me demandai s'il était bon de me laisser emporter par mon accès. Oui, me répondis-je, ça l'intimidera. Et au lieu de combattre cette rage, je l'attisai, heureux de la sentir bouillonner en moi.

— Va-t'en, ou je t'assomme ! m'écriai-je d'une voix épouvantable en la saisissant par le bras.

Elle ne s'en alla pas. Alors je tordis son bras et la poussai violemment.

— Qu'as-tu donc, Vassïa ? dit-elle.

— T'en iras-tu enfin ! hurlai-je en roulant des yeux terribles. Tu me rendras fou ! Je ne réponds pas de moi, sors donc !

En m'y abandonnant, je m'enivrai decette fureur, et je voulais, pour en montrer le degré, me laisser aller à quelque acte de brutalité. J'éprouvais comme un besoin de la battre, de l'assommer, mais je savais que cela ne se pouvait pas et je me contins. Je m'élançai vers mon bureau, je pris un presse-papiers et je le jetai sur le plancher, à ses côtés. J'avais visé de façon à la raser avant qu'elle ait pu se cacher. Je faisais tout cela de manière à ce qu'elle le vît. Je pris un chandelier et l'envoyai rejoindre le presse-papiers; j'arrachai le thermomètre du mur, toujours hurlant :

— Va-t'en ! Va-t'en ! Je ne réponds pas de moi !

Elle partit, je me calmai aussitôt.

Quelques minutes après, la nourrice vint me dire que sa maîtresse avait une attaque d'hystérie. J'allai la voir. Elle sanglotait, riait, incapable d'articuler un mot et tremblant de tout son corps. Ce n'était pas une feinte, elle était réellement malade. On appela le médecin et, toute la nuit, je la soignai.

Au jour elle se calma et nous nous réconciliâmes sous l'influence de ce sentiment que nous nommions amour.

Le lendemain, je lui avouai que j'étais jaloux de Troukhatchevsky ; elle ne fut en rien embarrassée, se mit à rire de l'air le plus naturel, tant lui parut étrange la possibilité de céder à un pareil homme.

— Est-ce qu'une honnête femme peut éprouver avec un tel homme un sentiment autre que le plaisir de faire de la musique avec lui ? demanda-t-elle. Si tu y tiens, je suis disposée à ne plus le revoir de ma vie, même dimanche, bien que nos invitations soient lancées. Ecris-lui que je suis souffrante et tout sera dit. Une seule chose m'ennuie, c'est qu'il ait pu être considéré comme dangereux. Ma fierté est blessée d'une telle idée.

Et elle ne mentait pas, elle croyait réellement à ce qu'elle disait. Elle espérait par ses paroles faire naître en son cœur du dédain pour lui, mais elle n'y réussit pas. Tout se tournait contre elle, surtout cette diable de musique.

La querelle prit ainsi fin. Le dimanche nos invités arrivèrent. Troukhatchevsky et ma femme firent encore une fois de la musique ensemble.

XXIII

Il est inutile de dire que j'étais très vaniteux. Quel est donc le but de la vie, aujourd'hui, si l'on n'a pas un peu de vanité? J'arrangeai donc avec autant de goût que je pus le dîner et la soirée musicale du dimanche. Je fis préparer des mets recherchés et je fis moi-même les invitations.

Vers six heures nos invités arrivèrent. Troukhatchevsky vint en habit, portant à sa chemise des boutons en diamant de mauvais goût. Il ne montra point la moindre gêne.

Il répondait toujours avec esprit et avec un sourire d'approbation et d'intelligence, comme s'il eût précisément attendu ce qu'on venait de dire ou de faire.

Tout ce qui lui était défavorable, je le remarquais avec joie; cela me tranquillisait, me faisait voir qu'il ne pourrait prendre dans l'esprit de ma femme qu'une place infime et que, ainsi qu'elle l'avait dit, elle ne pourrait jamais s'abaisser jusqu'à lui.

Je réprimai ma jalousie, moins en raison des affirmations rassurantes de ma femme que pour m'épargner les tortures atroces que me valait cette jalousie. Et cependant, pendant le dîner, pendant la première partie de la soirée, tant que la musique n'eut pas commencé, mon attitude ne fut pas naturelle à leur égard. Involontairement, j'épiais tous leurs gestes, tous leurs regards.

Le dîner, comme toujours, fut ennuyeux.

Bientôt la musique commença. Il alla prendre son violon. Ma femme s'approcha du piano et chercha les partitions. Les moindres détails de cette soirée me reviennent ! Il arriva avec sa boîte, l'ouvrit, retira la housse brodée par une main de femme et accorda son instrument. Je revois ma femme, s'efforçant de paraître indifférente, mais saisie, je le remarquai bien, par la grande appréhension de ne pas jouer assez bien. Elle s'assit et donna le *la*. J'entends encore les pizzicati du violon, je les vois disposer les morceaux, jeter un regard sur les assistants, se dire quelques mots et commencer.

Ils débutèrent en même temps et jouèrent la *Sonate à Kreutzer* de Beethoven. Connaissez-vous le premier presto? Le connaissez-vous? oh! oh!...

Ici Pozdnychev poussa un profond soupir et resta longtemps silencieux.

— Elle est épouvantable, cette sonate! et ce presto en est la partie la plus terrible. Toute la musique d'ailleurs est épouvantable. Qu'est-ce donc que la musique? Pourquoi produit-elle ces effets?

On prétend qu'elle élève l'âme en l'émouvant. Stupidité! Mensonge! Son effet est puissant, certes, mais — je parle pour moi — il n'élève nullement l'âme : il ne l'élève ni l'avilit, il l'excite. Comment vous l'expliquer? La musique me porte à oublier tout, moi-même, ma véritable situation; elle me fait croire à ce que je ne crois pas, comprendre ce que je ne comprends pas; elle me donne un pouvoir que je n'ai pas. Elle me fait l'effet du bâillement ou du rire. Je bâille quand je vois quelqu'un bâiller, je ris en entendant quelqu'un rire. La musique me transporte dans l'état d'esprit où se trouvait celui qui l'a écrite. Je mêle mon âme à la sienne et je le suis d'un sentiment à un autre. Pourquoi en est-il ainsi? Je l'ignore. Mais lui, le compositeur Beethoven, par exemple, pour la *Sonate à Kreutzer*, savait bien d'où venait cet état qui l'avait poussé à certaines actions et qui, pour lui, avait un sens, une raison d'être, tandis que pour moi il n'en a pas. Voilà pourquoi la musique provoque une excitation sans résultat. Une marche fait marcher, une danse fait danser, la musique sacrée nous conduit à l'autel, tout cela a un résultat... Ici, excitation, excitation pure, sans but. C'est de là que viennent les dangers de la musique et ses conséquences parfois épouvantables.

En Chine, la musique est un monopole du gouvernement, et c'est ainsi qu'il devrait en être partout. Est-ce qu'il devrait être permis qu'une personne pût en hypnotiser tant d'autres et en obtenir ensuite tout ce qu'elle voudra ? Et surtout que ce charmeur soit le premier venu, un être immoral quelconque? Aujourd'hui c'est une puissance terrible entre les mains de chacun...

Cette *Sonate à Kreutzer*, par exemple, ce presto (et il en est beaucoup de semblables), devrait-on le jouer en société, quand on a autour de soi des dames décolletées, et l'applaudir, et passer ensuite à autre chose ? Il ne faudrait jouer ces morceaux-là qu'en des occasions importantes, quand on veut provoquer des actions répondant au caractère de cette musique. Mais il est pernicieux au suprême chef de provoquer des sentiments qui ne peuvent et ne doivent se traduire en rien.

Cette musique a agi sur moi d'une façon incroyable : il me semblait être en proie à des sentiments nouveaux, posséder une puissance que je m'ignorais. « Oui, c'est ainsi, et non comme j'ai vu et senti jusqu'à maintenant ; il en est bien ainsi », me disait une voix inconnue dans mon âme.

Sans me rendre compte de ce nouvel état qui se révélait en moi, je m'en réjouissais. En cet état, la jalousie n'avait plus de place. Je voyais les hommes sous un autre jour. Cette musique me transporta dans un monde où la jalousie était inconnue. La jalousie avec toutes ses causes me paraissaient être des futilités qui ne méritaient pas qu'on y prît garde.

Après ce presto, ils passèrent à l'andante qui est bien, mais de vieux style avec des variations banales, puis au finale qui est faible. Puis, sur la demande des invités, ils jouèrent encore une élégie d'Ernst et divers autres morceaux. Ils étaient charmants, mais ne produisirent pas un centième de l'émotion produite par le premier. Je me sentis léger et joyeux toute la soirée.

Quant à ma femme, je ne l'ai jamais vue telle. Ces yeux brillants, ce sérieux, cette expression de dignité pendant qu'elle jouait; puis après ce sourire doux, touchant et plein de bonheur. Je vis tout cela mais sans y attacher une grande importance, persuadé qu'elle avait senti, comme moi, germer en son âme des sentiments jusque-là inconnus. Je n'éprouvai presque pas de jalousie durant toute la soirée.

Je devais partir deux jours après pour l'assemblée du Zemstvo. En prenant ses partitions, au moment de s'en aller, il me demanda quand je serais de retour parce que, disait-il, il voulait prendre congé de nous avant de quitter Moscou.

J'en conclus qu'il comprenait l'impossibilité de venir chez moi pendant mon absence et j'en fus content. Son départ de Moscou devant précéder mon retour, il était évident que nous ne nous reverrions plus, et nous prîmes définitivement congé l'un de l'autre. Pour la première fois je lui serrai la main avec un réel plaisir et je le remerciai de l'agrément qu'il m'avait procuré. Il prit également congé de ma femme dont les manières me semblèrent simples et naturelles.

Tout était donc pour le mieux. Ma femme et moi, nous étions tous deux ravis de notre soirée. Nous causâmes en termes généraux des impressions produites sur nous par la musique. Nous sentîmes entre nous un grand rapprochement, et une amabilité réciproque que nous n'avions pas éprouvée depuis longtemps.

XXIV

Deux jours plus tard je quittai ma femme et je partis pour l'assemblée dans le meilleur état d'esprit. Le district était très animé ; c'était un monde de petits commerçants, une vie à part. Deux jours de suite j'eus des séances de dix heures. Le second soir, en rentrant dans mon logement, je trouvai une lettre d'elle.

Elle me parlait des enfants, de l'oncle, de la nourrice, d'achats, et entre autres choses, le plus naturellement du monde d'une visite de Troukhatchevsky qui lui avait porté les partitions promises. Il lui avait proposé de jouer encore avec lui, mais elle avait refusé.

Je ne pouvais me rappeler qu'il eût promis des partitions ; il m'avait semblé au contraire qu'il avait pris définitivement congé, aussi fus-je surpris désagréablement. Je relus la lettre. Il y avait quelque chose de forcé, de timide.

J'éprouvai une impression pénible. La jalousie rugissait en moi comme un fauve en son repaire, prête à bondir au dehors. Mais j'en avais peur et je la contins.

Quel abominable sentiment que la jalousie ! Qu'y avait-il de plus naturel que ce qu'elle écrivait? pensais-je. Je me couchai tranquille, en apparence du moins. Je songeai aux affaires du lendemain et je m'endormis sans penser à elle.

D'ordinaire j'avais le sommeil difficile pendant ces assemblées du Zemtsvo ; ce soir-là je m'endormis immédiatement. Mais, cela est assez fréquent, une brusque commotion me réveilla. A mon réveil, ma pensée se porta vers elle, vers mon amour sensuel pour elle, vers Troukhatchevsky ; je pensai qu'ils s'entendaient. La rage et l'épouvante m'envahirent de nouveau. Je tentai néanmoins de me calmer.

C'est fou me disais-je, il n'y a pas le moindre motif de jalousie ; il n'y a rien, rien, entre eux. Pourquoi nous avilir ainsi, moi surtout, en de telles suppositions ? Un « violoneux » payé qui a, il est vrai, la réputation d'un don Juan, et d'autre part une femme honnête, respectable, ma femme à moi. Mais c'est absurde ! Et cependant je me répétais : Pourquoi cette chose serait-elle impossible ? Pourquoi ? n'est-ce pas là le même sentiment qui m'a poussé au mariage avec elle, la même seule chose que je voulais d'elle, que d'autres désirent, que ce musicien aussi?... Il est célibataire, robuste — j'avais vu comme il brisait avec ses dents l'os d'une côtelette et comme il trempait avidement dans le vin ses lèvres rouges. — Bien nourri et de bonnes manières, s'il a un principe, c'est évidemment celui de n'éviter aucune jouissance. — La musique, cet excitant raffiné de la volupté, est un lien entre eux.

Qu'est-ce qui le retiendrait? Rien. Tout l'attire au contraire. Et elle? Elle est, comme elle a toujours été, une énigme restée indéchiffrable pour moi. Je ne connais d'elle que sa nature animale, et un animal ne peut ni ne doit se retenir et être retenu.

Je me rappelai alors l'expression de leur physionomie quand, après la *Sonate à Kreutzer*, il avait joué un morceau passionné de je ne sais plus qui, un morceau sensuel à l'excès.

Comment ai-je pu partir? me disais-je, en songeant à cette expression. N'était-il pas clair que l'accord avait été conclu entre eux ce soir-là ? N'apparaissait-il pas nettement que plus rien ne les séparait et que ce qui s'était passé les avait mis tous deux, elle surtout, dans un certain embarras ?

Je la revoyais, avec un sourire doux et heureux, essuyant son visage coloré baigné de sueur. Leurs regards se fuyaient et ce ne fut qu'au souper, quand il lui versa un peu d'eau, qu'ils échangèrent dans un regard un sourire imperceptible. Je me les rappelais avec terreur, ce regard et ce sourire à peine perceptibles : « C'en est fait », me disait une voix, tandis qu'une autre criait : « C'est une idée fixe, cette chose est impossible. »

L'obscurité me pesait; j'allumai une bougie. Une grande inquiétude m'envahit à la vue de cette petite chambre à tapisserie jaunâtre. J'allumai une cigarette, et, comme on fait toujours quand on est enlisé dans un bourbier de contradictions, je fumai une cigarette après l'autre pour m'étourdir et me cacher ces contradictions.

Je ne pus me rendormir de la nuit, et, vers cinq heures, alors qu'il ne faisait pas jour encore, je résolus, pour ne point rester plus longtemps dans ce pénible état d'esprit, de partir sur-le-champ.

Le départ était pour huit heures. Je réveillai le portier et le priai d'aller me chercher une voiture. J'envoyai à l'assemblée du Zemstvo une lettre disant que j'étais rappelé à Moscou pour une affaire urgente, qu'on voulût bien me faire remplacer par un autre membre. A huit heures je montai en *tarantass* (1) et je partis.

(1) Grande voiture de voyage.

XXV

J'avais trente-cinq verstes à faire en voiture et huit heures de chemin de fer. Le voyage en voiture fut charmant. On était en automne, il faisait froid, mais le soleil brillait ; les roues traçaient une ornière sur la route bien unie. Le soleil était clair, la brise fraîche. Le *tarantass* était confortable, et dans ma contemplation des chevaux, des champs et des passants, j'oubliai complètement où j'allais.

Il me semblait parfois que je faisais une

promenade sans but, que j'irais ainsi jusqu'au bout du monde, tant que je vivrais. Quelle joie de m'oublier ainsi! Quand je songeais au but du voyage, je me disais : « Tu sauras à quoi t'en tenir, à quoi bon y penser maintenant? »

A moitié route, je fus distrait par un incident. Le *tarantass* tout neuf se brisa; il fallut le réparer. La recherche d'un abri, les réparations, le paiement, le thé à l'auberge, la causette avec le portier, tout cela fut pour moi une diversion agréable. Le soir, une fois tout terminé, je repris mon voyage, plein de nouveaux attraits.

La lune était à son premier quartier, il gelait un peu, les chemins étaient bons, les chevaux vifs, le postillon bavard. J'allais ainsi, le cœur content, peu préoccupé de ce que j'allais trouver. Peut-être aussi en avais-je l'intuition et ma gaieté venait-elle de ce que j'allais dire adieu aux plaisirs de la vie. Mais ce calme, cette absence de préoccupations, cessèrent dès que je descendis de voiture.

A peine monté en wagon, ce fut tout autre chose. Ces huit heures de chemin de fer furent pour moi vraiment terribles : je ne les oublierai de ma vie. Cela venait-il de la pensée qui me reprit en montant en wagon que je rentrais chez moi, ou de la trépidation excitante du train ? Toujours est-il que, dès que je fus en wagon, il me devint impossible de maîtriser mon imagination. Elle m'emporta à travers des images plus cyniques les unes que les autres, toutes distinctes quoique de même nature, faisant défiler devant ma jalousie portée au comble toutes les scènes qui se passaient là-bas en mon absence. Je brûlais d'indignation à la vue de ces images. La rage et je ne sais quelle ivresse de ma propre indignation m'étreignaient fortement et toujours ces images que je ne pouvais chasser, toujours là, devant moi, me hantant. Plus je les voyais, plus je croyais à leur réalité, oubliant qu'elles étaient sans consistance aucune.

Je ne voulais pour preuve de leur existence que la précision que j'y voyais. On eût dit que, malgré ma volonté, un démon inventait et me soufflait les fictions les plus effrayantes.

Il me revint en mémoire une conversation, depuis longtemps oubliée, que j'avais eue un jour avec un frère de Troukhatchevsky. Je me torturai le cœur avec enivrement en rapportant cette conversation au violoniste et à ma femme. Oui, elle datait de longtemps, mais je m'en souvenais bien. Le frère de Troukhatchevsky, auquel j'avais demandé s'il fréquentait les maisons publiques, me répondit qu'un homme qui se respecte ne va pas dans les endroits sales et vils où on risque d'attraper des maladies, alors qu'il peut trouver une femme honnête.

Et son frère, le musicien, l'avait trouvée la femme honnête : plus de la première jeunesse, il est vrai, avec une dent de moins sur le côté, devenue un peu épaisse, mais, bah! on prend ce qu'on trouve! Il lui fait une faveur en la prenant pour maîtresse; et, du reste, il ne s'expose pas beaucoup.

Mais, c'est impossible! repris-je avec effroi, rien de tel ne s'est passé. Je n'ai aucun motif pour le supposer. Ne m'a-t-elle pas dit que la seule pensée que je pouvais être jaloux était une honte pour elle? Elle l'a dit, mais elle mentait, criait une voix intérieure; et la lutte recommençait.

Il n'y avait avec moi que deux voyageurs dans mon compartiment : une vieille dame et son mari, tous deux peu causeurs. Ils descendirent bientôt d'ailleurs et me laissèrent seul. J'étais comme une bête fauve en cage. Tantôt je me levais brusquement, je m'approchais de la portière, tantôt je marchais d'un pas incertain comme si j'avais espéré augmenter par mes efforts la vitesse du train. Ce wagon, avec ses banquettes et ses vitres, tremblait sans cesse, tout comme celui-ci.

A ces mots, Pozdnychev se dressa, parcourut fiévreusement le wagon et, de nouveau, se rassit.

— Oh! j'avais peur dans ce wagon! L'épouvante me saisit, je me rassis. Je voulais songer à autre chose, au maître de l'auberge où j'avais pris le thé, par exemple, mais à mes yeux apparaissait le portier, avec sa grande barbe et son petit-fils qui était de l'âge de mon petit Vassïa. Mon petit Vassïa! mon petit Vassïa! Il verra le violoniste embrasser sa mère! Que pensera sa pauvre petite âme? Et, que lui importe à elle! Elle aime!...

Et je voyais repasser toutes ces images.

Je souffrais à ce point que, finalement, je ne savais plus que faire. Une idée me vint qui me plut : me jeter sous les roues du train et en finir une bonne fois. Une seule chose arrêta l'exécution de mon plan, ce fut la pitié que j'éprouvai pour moi-même, pitié qui fit naître une haine acharnée contre elle et contre lui, contre elle surtout. Je n'avais envers lui qu'un sentiment étrange de mon humiliation et de sa victoire; mais, elle, je la haïssais.

Non! je ne la laisserai pas, par ma disparition, libre d'elle-même. Il faut qu'elle souffre, qu'elle se rende compte des souffrances que j'ai endurées.

A une gare, comme je vis qu'on buvait au

buffet, j'allai absorber un verre de vodka. A côté de moi un juif buvait. Il se mit à me parler, et, pour ne pas remonter seul dans mon compartiment, je le suivis dans sa troisième classe, pleine de fumée, sale, le plancher jonché de pépins d'hélianthe.

Je pris place à ses côtés et il me raconta des anecdotes.

D'abord j'écoutai, mais je ne le compris pas. Il s'en aperçut et voulut de nouveau attirer mon attention. Je me levai alors et retournai à mon wagon.

Je voulais bien réfléchir et voir si vraiment j'avais raison de me tourmenter. Je m'assis, pour être plus calme, mais immédiatement mon raisonnement s'envola et les mêmes images se succédèrent devant mes yeux. Combien de fois je m'étais déjà mis à la torture dans mes accès antérieurs de jalousie, et toujours sans le moindre motif, pour rien !

Sans doute il en est de même aujourd'hui, sûrement; je vais la trouver endormie, elle se réveillera et sera heureuse, et par ses paroles, par ses regards, je me convaincrai qu'il n'est rien arrivé, que mes inquiétudes étaient vaines. Non, ce serait trop beau! « Il en a été trop souvent ainsi, insinue une voix, aujourd'hui c'en est fait »... et mon supplice recommençait.

Ah! quel martyre! Ce n'est pas dans un hôpital que je conduirais un jeune homme pour le dégoûter des femmes, mais dans une âme troublée comme la mienne, pour qu'il voie quels démons la déchirent. La chose horrible, c'était que je me reconnaissais sur son corps un droit indiscutable, comme si elle eût été la chair de ma chair, et cependant je sentais que je ne le tenais pas entièrement en mon pouvoir, qu'il ne m'appartenait point, qu'elle en pouvait disposer à sa volonté et que sa volonté n'était pas conforme à mes désirs.

J'étais désarmé envers lui et plus encore envers elle.

Si elle n'a pas failli, mais si elle en a eu le désir et que je sois au courant de ce désir? C'est bien pire!... Mieux vaudrait que la faute fût commise et que je sorte enfin de ce doute affreux.

Je ne pouvais pas formuler ce que je souhaitais; j'aurais désiré qu'elle ne voulût point ce qu'elle devait forcément vouloir. C'était pure folie!

XXVI

A l'avant-dernière station, quand le contrôleur prit les billets, je rassemblai mes bagages et passai sur la plate-forme : l'approche du dénouement augmentait ma fièvre. J'avais froid, je frissonnais de tout mon corps, mes dents claquaient. Machinalement je sortis de la gare avec la foule et pris un fiacre pour me rendre chez moi.

Dans le trajet, j'observai les rares passants, les concierges, je lus les enseignes, sans penser à rien. Quand j'eus fait une demi-verste, j'éprouvai un froid aux pieds très vif. Je me souvins que j'avais retiré mes chaussettes de laine dans le wagon et que je les avais mises dans la valise. Etait-elle là? Oui. Et la malle?... J'avais totalement oublié mes bagages! Je sortis mon billet, mais j'estimai qu'il ne valait pas la peine de rebrousser chemin.

Je ne sais plus vraiment à l'heure actuelle pourquoi j'étais si pressé. Je sais seulement que je sentais se préparer pour moi quelque chose de terrible, un événement d'une importance capitale, mais je ne me rappelle plus si j'étais le jouet de mon imagination et si je m'exagérais la gravité de ce qui allait arriver. Peut-être aussi ce tragique événement a-t-il jeté sur les heures qui l'ont précédé un lugubre voile.

La voiture s'arrêta en dehors de la cour; il était entre minuit et une heure. Devant la porte cochère, quelques fiacres stationnaient dont les cochers avaient été attirés par les fenêtres éclairées, — les fenêtres du salon et de la salle à manger. — Sans essayer de comprendre pourquoi nos fenêtres étaient éclairées si tard, étreint toujours par la même angoisse, je montai l'escalier et je sonnai.

Yegor, un domestique brave et zélé, mais fort bête, vint ouvrir. La première chose qui frappa mes regards fut le manteau, suspendu dans le vestibule avec d'autres vêtements. Cela aurait dû m'étonner, mais non, je m'y attendais. C'était donc vrai !

— Qui est-ce qui est là, Yegor?

— M. Troukhatchevsky.

— Et personne autre?

— Personne, monsieur.

Il me fit cette réponse d'un ton joyeux, je me souviens, comme s'il eût voulu me faire plaisir et me bien persuader qu'il n'y avait pas d'autre personne. C'est bien cela! pensai-je.

— Et les enfants?

— Dieu merci ! Ils sont en parfaite santé et dorment depuis longtemps.

J'avais peine à respirer, mes dents claquaient toujours.

Autrefois il m'était arrivé de revenir chez moi, croyant à un malheur, et de retrouver tout dans son train normal. Il n'en était pas cette fois de même : toutes les images, que j'avais crues trompeuses, et qui avaient hanté mon imagination, étaient bien réelles.

J'étais sur le point de sangloter, mais mon démon me souffla à l'oreille : « C'est cela, laisse-toi aller aux pleurs, à la sensibilité, et pendant ce temps ils se sépareront paisiblement, tu resteras sans preuves et te voilà condamné au doute, à la souffrance éternelle. » Immédiatement ma pitié pour moi-même disparut de mon âme et je fus pris du besoin irrésistible de commettre un acte de décision, de fermeté, d'adresse et de ruse. Je devins une brute inintelligente, une bête féroce.

— Non, c'est inutile, dis-je à Yegor qui voulait m'annoncer. Prends plutôt ce bulletin et va à la gare retirer mes bagages. Dépêche-toi.

Il alla dans le corridor chercher son paletot. De peur qu'il ne les effrayât, je l'accompagnai dans sa chambre et j'attendis qu'il fût habillé.

A côté, dans la salle à manger, on entendait le bruit des voix qui se mêlait au cliquetis des fourchettes et des couteaux. Ils soupaient et n'avaient pas entendu mon coup de sonnette. Pourvu qu'ils ne sortent pas maintenant ! pensais-je.

Yegor mit son pardessus et sortit. Je fermai la porte derrière lui.

Dès que je fus seul, une anxiété profonde m'envahit à l'idée qu'il fallait agir promptement.

Agir! mais comment? je ne savais pas encore!

Je savais seulement que tout était fini, qu'il n'était plus possible de douter de son crime et que toutes mes relations avec elle allaient cesser. Jusqu'alors j'avais encore douté, je m'étais dit que cela n'était pas vrai, que je me trompais. Cette fois, plus de doute. Ma résolution était prise... Comment? en secret, seule avec lui, la nuit! C'est trop d'oubli, franchement! Pire encore! C'est une audace, une impudence voulues pour que cet excès démontre son innocence... C'est clair, le doute est impossible.

J'avais une crainte, c'était de les voir se séparer et trouver une autre duperie qui m'eût privé de la preuve palpable et m'eût enlevé le douloureux plaisir de les condamner et de les punir.

Je marchais, pour les surprendre, sur la

pointe des pieds, non par le salon mais par le corridor et les chambres des enfants. Dans la première dormaient les garçons, dans la seconde la nourrice qui fit un mouvement et parut vouloir se réveiller ; je me demandai quelle serait sa pensée quand elle saurait tout et je fus pris d'une telle pitié pour moi-même que des larmes jaillirent de mes yeux. Pour ne point éveiller les enfants, je repassai dans le corridor sur la pointe des pieds et j'allai m'affaisser sur le sopha de mon cabinet.

Moi, élevé en honnête homme par mes parents, moi, qui avais rêvé toute ma vie de bonheur conjugal et de fidélité... moi, avoir une telle destinée ! Cinq enfants ? et elle embrasse ce musicien parce qu'il a les lèvres roses ! Non, ce n'est pas une femme, c'est une chienne, une ignoble chienne !

Et c'est là près de la chambre des enfants

qu'elle a toujours fait semblant d'aimer!... Et cette lettre qu'elle m'a écrite!...

Et, que sais-je! Peut-être en a-t-il été toujours ainsi! Peut-être que ces enfants que je crois miens sont les enfants d'un domestique! Si j'étais revenu demain, elle se serait portée à ma rencontre, dans un costume et une coiffure pleins de coquetterie, avec ses mouvements indolents et gracieux. Et je voyais nettement sa figure si charmante et si méprisable. Et la jalousie, ce cancer dévorant, déchiquetait mon cœur.

Que penseront la nourrice et Yegor? et cette pauvre petite Lisa? Elle comprend déjà. Et cette impudence, ces mensonges, cette sensualité bestiale que je connais si bien!

Je voulus me lever, je ne pus. Les battements de mon cœur étaient si violents que je ne pouvais tenir sur mes jambes. Oui, je mourrai d'une congestion et c'est elle qui m'aura tué ; c'est ce qu'elle veut. Mais je ne me laisserai point tuer ainsi; elle en serait trop aise et je ne lui accorderai pas ce plaisir. Me voilà ici, moi, et eux, là-bas, ils rient, ils... oui, il ne l'a point dédaignée malgré son âge mûr, il la trouve encore bien, et certes elle n'aura aucune influence pernicieuse sur sa chère santé.

Oh ! pourquoi ne pas l'avoir étranglée, le jour de la semaine dernière où je la jetai à la porte de mon cabinet ? Je me souvins des sentiments qui m'avaient agité alors ; bien plus, je retombai dans cette même fureur. J'éprouvai un besoin irrésistible d'agir ; tous mes raisonnements disparurent, à l'exception de ceux qui concouraient à mon action. J'étais comme un fauve aux abois, comme un homme exposé à un grave danger, qui va droit devant lui, agissant sans hésitation et sans trouble, sans quitter des yeux le but à atteindre.

J'ôtai d'abord mes bottes et j'allai, en chaussettes, vers la panoplie qui surmontait le canapé. Je pris un poignard de Damas, à lame aiguisée, vierge de sang. Je le tirai de son fourreau, et celui-ci, — je m'en souviens comme si ça datait d'hier, — tomba derrière le canapé. Je me dis que je le ramasserais plus tard. Puis je quittai mon pardessus que j'avais encore, et je sortis doucement, en chaussettes.

Je ne sais plus aujourd'hui comment je suis sorti, si j'allai vite ou lentement, quelles chambres j'ai traversées, comment je suis arrivé à la salle à manger, comment j'ai ouvert la porte, comment je suis entré... Rien de tout cela n'est resté dans ma mémoire.

XXVII

Je me rappelle seulement l'expression de leur physionomie quand j'ouvris la porte; et je me la rappelle, car elle fut pour moi une souffrance délicieuse. Une expression de terreur, naturellement, comme je le désirais. Jamais je n'oublierai cet effroi désespéré qui se peignit sur leurs traits à ma soudaine apparition.

Lui, était assis à table, je crois, et quand il me vit ou m'entendit entrer, il ne fit qu'un bond jusqu'au buffet. La peur était le seul sentiment que trahît sa physionomie. Sur son visage, à elle, en outre de la peur, se lisaient diverses autres impressions dont l'absence eût peut-être écarté l'événement fatal, car ces impressions me parurent être le mécontentement et la colère d'être dérangée dans son bonheur et dans son ivresse amoureuse. On eût dit qu'elle ne désirait qu'une chose : ne pas être troublée au moment où elle allait goûter le bonheur. Ces expressions ne furent pas longtemps empreintes sur leurs visages.

Leur physionomie devint interrogative. Si on pouvait encore mentir, il fallait le faire tout de suite, ou bien s'y prendre autrement ; mais comment ? Il l'interrogea du regard. Elle le regarda aussi et immédiatement cette expression de colère et de dépit se transforma en une inquiétude, en une crainte pour lui.

Je restai un instant contre la porte, debout,

le poignard caché derrière le dos. Tout à coup, d'un ton d'indifférence vraiment ridicule en cet instant, il dit :

— Nous venons de faire un peu de musique.

— Quelle surprise ! ajouta-t-elle sur le même ton.

Ils n'osèrent continuer. Je fus saisi de la même fureur qui m'avait dominé huit jours plus tôt ; j'éprouvai de nouveau le besoin de laisser libre cours à ma violence, je sentis les délices de cette fureur et je m'y laissai aller complètement.

Tous deux s'arrêtèrent court, se donnant ainsi un démenti à eux-mêmes. Je me précipitai sur elle, cachant toujours mon poignard, pour bien choisir l'endroit où je la frapperais. Il remarqua mon mouvement et, ce à quoi je ne m'attendais pas de sa part, il se jeta vers moi, me saisit par le bras et s'écria :

— Revenez à vous, de grâce ! Au secours !

Je m'arrachai de ses mains et je fondis sur lui. Je devais paraître bien terrible, car il devint pâle comme la mort ; ses yeux eurent un reflet singulier, et, ce à quoi je ne me serais non plus jamais attendu, il gagna lestement la porte en filant par-dessous le piano. Je voulus le poursuivre, mais je me sentis fortement retenu par le bras gauche. C'était elle. Je fis un effort pour me dégager : elle se suspendit plus lourdement et ne me lâcha pas.

Cet obstacle inattendu, ce poids, ce contact abhorré augmentèrent ma rage. Je sentis que je devenais fou, que je devais paraître effroyable, et cela m'exalta davantage. Je fis un nouvel effort, et, avec le coude de mon bras gauche, je lui donnai un coup violent en pleine figure. Elle poussa un cri et me lâcha.

Je voulais, j'allais le poursuivre, lui, mais

j'étais en chaussettes et il eût été vraiment grotesque de poursuivre en chaussettes l'amant de ma femme. Je voulais être terrible, mais non ridicule. Malgré ma fureur extrême, je me préoccupais toujours de l'impression que je produirais sur les autres ; je me suis presque toujours basé sur cette impression.

Je me retournai vers elle. Elle était tombée sur le sopha, et, la main sur la partie contusionnée de son visage, elle me regarda. Son regard exprima la peur et la haine, le regard d'un rat à la personne qui va chercher le piège dans lequel il s'est pris. Du moins ne pus-je voir en elle que cette peur et cette haine qui avaient provoqué son amour pour un autre. Peut-être rien ne se fût-il passé si elle s'était tue. Mais subitement elle parla, cherchant à s'emparer de la main dans laquelle je tenais le poignard :

— Voyons, sois raisonnable ! Que veux-tu faire ? Qu'as-tu ? Il n'y a rien eu, rien, je te le jure !

J'aurais encore hésité, mais ces paroles où je sentais le mensonge et qui me prouvaient le contraire de ce qu'elle disait, ces paroles méritaient une réponse. Cette réponse devait être sur le ton de ma fureur, toujours croissante. La fureur aussi a ses lois.

— Ne mens pas, misérable ! ne mens pas ! m'écriai-je en saisissant ses deux poignets dans ma main gauche.

Elle se retira. Alors, sans quitter mon poignard, je la saisis à la gorge et la terrassai pour l'étrangler. Ses deux mains se cramponnèrent aux miennes pour dégager sa gorge, râlant.

C'est alors que je lui plongeai mon poignard dans le côté gauche, au-dessous des côtes.

Ceux qui prétendent qu'on ne peut se souvenir de ce qu'on a fait dans un accès de fureur, lancent une stupidité et un mensonge. Je n'ai pas perdu un seul instant la conscience de ce que je faisais. Plus j'attisais ma rage, plus je voyais nettement ce que je faisais : je ne me suis pas oublié une seconde. Je ne dis pas que j'aie prévu ce que j'allais faire, mais à la seconde même où je l'exécutais, j'en ai eu conscience, peut-être même un peu avant ; je voyais que si j'estimais une réconciliation encore possible, je pouvais m'arrêter à volonté, je savais que je porterais le coup au-dessous des côtes et que le poignard pénétrerait.

Sur l'instant même, je savais que je commettais un acte horrible, tel que je n'en avais jamais commis et gros d'épouvantables conséquences. La conscience fut rapide comme l'éclair et l'acte suivit immédiatement.

Je me rendis compte de cette action avec une clarté extraordinaire. Je revois toute la scène : la résistance du corset, d'un autre objet encore, puis le poignard s'enfonçant dans la chair molle.

Elle avait voulu saisir le poignard avec ses mains, s'était blessée, mais n'avait pu l'arrêter.

Plus tard, en prison, quand une révolution morale se fut faite en moi, je revis cette minute et je me demandai quelle aurait dû, quelle aurait pu être ma conduite. J'ai encore en mémoire l'instant qui précéda cette action terrible, la notion exacte que j'avais, que j'allais tuer ma femme sans défense, ma propre femme.

Le souvenir de ce sentiment m'obsède encore et je crois me rappeler que je retirai tout de suite le poignard comme pour réparer ce que je venais de faire.

Elle se dressa et s'écria :

— Nourrice ! Il m'a assassinée !

La nourrice, qui avait entendu du bruit, était entrée. J'étais debout, espérant, ne voulant pas croire à ce qui était arrivé. A ce moment même, un flot de sang jaillit sous son corset, je compris que l'événement était irréparable. D'ailleurs pourquoi aurais-je souhaité qu'il le fût, cela ne devait-il pas arriver ?

Je restai immobile jusqu'à ce qu'elle tombât. La bonne courut vers elle en s'écriant :

— Grand Dieu !

Alors seulement je jetai le poignard et je quittai la chambre. « Pas de trouble, m'étais-je dit, conservons la notion de ce que nous faisons. » Sans la regarder, sans regarder la nourrice, je sortis. Celle-ci poussa des cris, appelant la femme de chambre. Je traversai le corridor, j'envoyai la femme de chambre près de sa maîtresse et je rentrai dans mon cabinet.

Que faire ? me demandai-je alors, et je le vis immédiatement. J'allai directement à la panoplie, je pris un revolver, je l'examinai, il était chargé : je le posai sur la table. Puis je ramassai le fourreau du poignard et je m'assis sur le canapé. Je restai longtemps ainsi, sans pensée aucune. J'entendis un bruit de pas étouffés, d'objets remués, un froufrou d'étoffes, et au dehors, l'arrivée d'une voiture, puis d'une seconde voiture. Puis Yegor apporta ma malle ; comme si j'en avais besoin !

— As-tu appris ce qui est arrivé ? lui demandai-je. — Dis au concierge d'aller prévenir la police.

Il ne répondit rien et sortit. Je me levai, je fermai la porte, je pris les allumettes et les cigarettes et je me mis à fumer. Je n'avais pas fini la première cigarette que le sommeil me gagna. Je dormis bien deux heures. Je rêvai, je m'en souviens, que j'étais en bonne harmonie avec elle, qu'après une querelle nous allions faire la paix lorsqu'un obstacle venait nous en empêcher ; mais nous nous aimions.

Un coup frappé à la porte me réveilla. C'est la police, pensai-je en secouant ma torpeur, car j'ai assassiné, je crois. Peut-être aussi est-ce elle, et n'est-il rien arrivé.

On frappa de nouveau, je ne répondis pas. Je me demandais toujours si c'était réellement arrivé ou non.

Oui, c'était bien vrai ; la résistance du corset, puis... Oui, c'était vrai. C'était à mon tour de me tuer, pensai-je.

Je le pensai et je savais bien que je ne le ferais pas. Pourtant je me levai et pris le revolver. Chose étrange ! J'avais souvent été bien près du suicide, au chemin de fer surtout, parce que je croyais que ce serait un rude coup pour elle. Et maintenant je n'étais pas capable de me tuer, j'en repoussais même l'idée.

Pourquoi donc le ferais-je? me demandai-je, et je ne trouvai pas de réponse.

On frappa de nouveau.

Voyons qui frappe d'abord, me dis-je, j'ai le temps. Je remis le revolver sur la table, je le cachai sous un journal, j'allai à la porte et je tirai le verrou. C'était la sœur de ma femme, une veuve bonne et simple.

— Vassïa ! Qu'est-ce ? dit-elle, et ses larmes, toujours faciles, coulèrent abondamment.

— Qu'est-ce que vous voulez ? demandai-je rudement.

Je sentais bien que je n'avais aucune raison d'être grossier, mais je ne pus prendre un autre ton.

— Vassïa, elle se meurt ! Ivan Zakharievitch l'a dit.

Ivan Zakharievitch était son médecin et son conseiller.

— Il est donc ici ? m'informai-je, et toute ma haine contre elle se réveilla ; que faire ?

— Vassïa, allez la trouver ! Oh ! quelle chose horrible !

— Aller la trouver ? me demandai-je.

Et je pensai tout de suite qu'il fallait y aller, qu'il devait en être ainsi toutes les fois qu'un mari, comme moi, tuait sa femme. Les effusions, les grimaces allaient commencer. J'irai donc, me dis-je, mais je ne me laisserai pas affecter.

— Attendez donc, dis-je à ma belle-sœur. Laissez-moi au moins mettre mes pantoufles ; j'ai l'air trop bête en chaussettes.

XXVIII

Chose étrange ! En quittant mon cabinet, en traversant ces pièces que je connaissais si bien, j'eus de nouveau l'espoir que j'avais fait un mauvais rêve. Mais l'odeur de toutes ces drogues : iodoforme, acide phénique, me prit à la gorge.

Ce n'était pas un cauchemar !

En traversant le corridor, près de la chambre des enfants, j'aperçus Lisa. Elle me regarda avec de grands yeux épouvantés. Il me sembla voir les cinq enfants m'adresser ce même regard.

J'arrivai à la porte, la femme de chambre ouvrit et sortit.

La première chose que j'aperçus fut sa robe gris clair, sur une chaise, toute tachée de sang. Elle était sur notre lit, les genoux pliés, presque droite, soutenue par des coussins, le corsage ouvert. La blessure était pansée, l'odeur de l'iodoforme emplissait la chambre. Ce qui me frappa le plus, c'est le bleu qu'elle avait sur une partie du nez et sur l'œil. C'était la trace du coup que je lui portai, lorsque je cherchais à me dégager de son étreinte.

Sa beauté avait disparu et je remarquai en elle quelque chose de repoussant. Je m'arrêtai sur le seuil.

— Venez, approchez donc, me dit ma belle-sœur.

J'approchai. « Faut-il lui pardonner ? »

pensai-je. « Oui, car elle se meurt. » J'allai auprès d'elle.

Elle leva péniblement sur moi ses yeux, dont un était tuméfié, et me dit avec difficulté :

— Tu as atteint ton but, tu m'as tuée.

La douleur physique se peignait sur ses traits, et, malgré cela, on y découvrait cette vieille haine que je connaissais tant.

— Les enfants... tu ne les auras pas... quand même... ma sœur... les gardera...

Pas un mot sur le point capital, sa faute, sa trahison, son crime ; on eût dit qu'elle n'y attachait pas d'importance.

— Oui ! réjouis-toi, contemple ton œuvre.

Elle porta son regard vers la porte où se tenaient ma belle-sœur et les enfants.

A mon tour je regardai les enfants, puis son visage battu et tuméfié, et, pour la première fois, oubliant mes droits et mon orgueil, je vis en elle une créature humaine, une sœur.

Tout ce qui m'avait offensé, ma jalousie, me parut si peu de chose et, au contraire, mon acte me sembla si terrible, que j'avais envie de tomber à ses pieds, de lui prendre la main et lui dire : Pardonne-moi !

Je n'osai pas.

Elle se taisait, les yeux clos, n'ayant plus la force de parler. Puis son visage défiguré se contracta et elle me repoussa faiblement.

— Pourquoi tout cela est-il arrivé ?

— Pardonne-moi, m'écriai-je.

— Oui, si tu ne m'avais pas tuée ! fit-elle tout à coup, et ses yeux brillèrent fiévreusement.

— Pardonner ! Folie ! s'il ne me fallait pas mourir ! mais tu as atteint ton but et je te hais !

Puis le délire commença et ne cessa plus :

— Tire seulement, je n'ai pas peur. —

Tue-nous, tue-le aussi... il est parti... il est parti...

Elle ne reconnut personne, pas même les enfants, pas même Lisa qui s'était furtivement approchée du lit.

Elle mourut le jour même, vers midi.

J'avais été arrêté avant, vers huit heures du matin, et conduit en prison. Là, j'ai attendu onze mois le jugement. J'ai beaucoup réfléchi et j'ai appris à me connaître.

Trois jours après mon arrestation, on me conduisit chez moi...

Il voulait continuer : les sanglots étouffèrent sa voix.

Il reprit son sang-froid et continua :

— Je commençai à reconnaître mon erreur en la voyant dans le cercueil.

Il poussa un long soupir et poursuivit :

— Ce ne fut qu'en voyant son visage de morte que je compris bien la portée de mon action. Je compris que c'était moi qui l'avais tuée, qui l'avais replongée dans le néant; que si elle était là, gisante, froide, immobile comme une statue, c'était mon œuvre.

Je vis bien que cela était à jamais irréparable. Celui qui n'a pas subi de telles épreuves ne peut pas les comprendre.

Nous restâmes longtemps en silence, vis-à-vis l'un de l'autre. Pozdnychev frissonnait et sanglotait.

— Oui, s'écria-t-il, si j'avais su alors ce que je sais aujourd'hui, il ne serait rien arrivé. Je ne l'aurais pas épousée, pour rien au monde; je ne me serais pas marié! Jamais.

Oui, monsieur, voilà ce que j'ai fait, les épreuves que j'ai traversées. Il faut bien saisir le sens exact de l'Évangile selon saint Mathieu, v. 28; il faut bien comprendre que cette phrase: « Quiconque regarde une femme avec convoitise a déjà commis l'adultère », se rapporte aussi à la sœur et non seulement à la femme étrangère, mais aussi et surtout à sa propre femme.

FIN

ÉMILE COLIN ET Cie — IMPRIMERIE DE LAGNY

AUTEURS CÉLÈBRES

à 60 centimes le volume

En jolie reliure spéciale à la collection, 1 franc le volume

Le but de la collection des *Auteurs célèbres, à* **60** *centimes* le volume, est de mettre entre toutes les mains de bonnes éditions des meilleurs écrivains modernes et contemporains.

Sous un format commode et pouvant en même temps tenir une belle place dans toute bibliothèque, il paraît chaque quinzaine un volume.

CHAQUE OUVRAGE EST COMPLET EN UN VOLUME

Nos

248. AICARD (JEAN) . . . . Le Pavé d'Amour.
474. AIMARD (G.) . . . . . Le Robinson des Alpes.
403. AJALBERT (JEAN) . . . En amour.
204. ALARCON (A. DE) . . . Un Tricorne.
382. — Le Capitaine Hérisson.
219. ALEXIS (PAUL) . . . . Les femmes du père Lefèvre.
431. ALLARD (RENÉE). . . Le Roman d'une provinciale.
178. ARCIS (CH. D') . . . . La Correctionnelle pour rire.
298. — La Justice de Paix amusante.
36. ARÈNE (PAUL). . . . . Le Canot des six Capitaines.
141. — Nouveaux Contes de Noël.
32. AUBANEL (HENRY) . . . Historiettes.
62. AUBERT (CH.). . . . . La Belle Luciole.
128. — La Marieuse.
291. AURIOL (GEORGE) . . . Contez-nous ça !
339. AUTEURS CÉLÈBRES . . Chroniques et Contes.
325. AVENTURES MERVEILLEUSES DE FORTUNATUS. (Illustrations).
320. BALLIEU (JACQUES) . . Les Amours fatales. Saïda.
410. BALZAC (H. DE). . . . Le père Goriot.
412. — La Peau de chagrin.
414. — La Femme de trente ans.
416. — Le Médecin de campagne.
418. — Le Contrat de mariage.
420. — Mémoires de deux jeunes mariées.
422. — Le Lys dans la Vallée.
424. — Histoire des Treize.
426. — Ursule Mirouët.
428. — Une ténébreuse affaire.

Nos		
430.	BALZAC (H. DE). . . .	Un début dans la Vie.
432.	—	Les Rivalités.
434.	—	La Maison du Chat-qui-Pelote.
436.	—	Une double famille.
438.	—	La Vendetta.
440.	—	Gobseck.
442.	—	Le Colonel Chabert.
444.	—	Une Fille d'Ève.
446.	—	La maison Nucingen.
448.	—	Le Curé de Tours.
450.	—	Pierrette.
452.	—	Béatrix.
454.	—	Louis Lambert.
456.	—	Séraphita.
458.	—	Eugénie Grandet.
460.	—	Physiologie du mariage.
462.	—	Modeste Mignon.
464.	—	Grandeur et décadence de César Birotteau.
466.	—	La cousine Bette.
468.	—	Le cousin Pons.
317.	BARBIER (ÉMILE) . . .	Cythère en Amérique. Illustré.
425.	BARBUSSE (A.)	L'Ange du foyer.
470.	BAROT (ODYSSE) . . .	Susie.
346.	BARRON (LOUIS). . . .	Paris étrange.
379.	BEAUMARCHAIS	Le Barbier de Séville.
380.	—	Le Mariage de Figaro.
184.	BEAUTIVET	La Maîtresse de Mazarin.
14.	BELOT (ADOLPHE). . .	Deux Femmes.
31.	—	Hélène et Mathilde.
171.	—	Le Pigeon.
189.	—	Le Parricide.
203.	—	Dacolard et Lubin.
137.	BELOT (A.) et E. DAUDET	La Vénus de Gordes.
156.	BELOT (A.) et J. DAUTIN.	Le Secret terrible.
373.	BERLEUX (JEAN). . . .	Cousine Annette.
394.	—	Le Roman de l'Idéal.
389.	BERNARD (CH. DE). . .	La peau du Lion.
72.	BERTHE (COMTESSE) . .	La Politesse pour Tous.
146.	BERTHET (ÉLIE)	Le Mûrier blanc.
222.	BERTOL-GRAIVIL. . . .	Dans un Joli Monde (Les Deux Criminels).
223.	—	Venge ou meurs! (Les Deux Criminels).
375.	BESNARD (ÉRIC)	Le Lendemain du mariage.
162.	BIART (LUCIEN)	Benito Vasquez.
296.	BLASCO (EUSEBIO) . . .	Une Femme compromise.
268.	BOCCACE	Contes.
311.	BONHOMME (PAUL). . .	Prisme d'Amour.
74.	BONNET (ÉDOUARD) . .	La Revanche d'Orgon.
43.	BONNETAIN (P.). . . .	Au Large.
57.	—	Marsouins et Mathurins.
224.	BONSERGENT (A.) . . .	Monsieur Thérèse.

N^os

276. BOSQUET (E.). . . . . Le Roman des Ouvrières.
112. BOUSSENARD (L.) . . . Aux Antipodes.
145. — 10.000 ans dans un bloc de glace.
229. — Chasseurs Canadiens.
12. BOUVIER (A.). . . . . Colette.
34. — Le Mariage d'un Forçat.
105. — Les Petites Ouvrières.
143. — Mademoiselle Beau-Sourire.
167. — Les Pauvres.
186. — Les Petites Blanchisseuses.
398. BOUVIER (JEAN). . . . Fille de chouan.
191. BRÉTIGNY (P.) . . . . La Petite Gabi.
400. BRISSE (BARON). . . . Petite cuisine des Familles.
381. BRUNEL (GEORGES). . . La Science à la Maison.
399. BUSNACH (WILLIAM) . . Le Crime du bois de Verrières.
75. CAHU (THÉODORE) . . . Le Sénateur Ignace.
233. — Le Régiment ou l'on s'amuse.
279. — Combat d'Amours.
324. — Excelsior. Un Amour dans le monde.
396. — Celles qui se donnent.
322. CAMÉE. . . . . Un Amour russe.
37. CANIVET (CH.) . . . . La Ferme des Gohel.
305. — Enfant de la Mer (couronné).
253. CASANOVA (J.) . . . . Sous les Plombs.
386. CASIMIR DELAVIGNE . . Les Enfants d'Edouard.
129. CASSOT (C.) . . . . . La Vierge d'Irlande.
344. CASTANIER (P.) . . . . Le Roman d'un Amoureux.
287. CAZOTTE (J.) . . . . . Le Diable Amoureux.
323. CHAMISSO (A. DE) . . . Pierre Schlémihl (Illustrations).
123. CHAMPFLEURY. . . . . Le Violon de faïence.
147. CHAMPSAUR (F.). . . . Le Cœur.
42. Chanson de Roland (La)
54. CHATEAUBRIAND. . . . Atala, René, Dernier Abencérage.
7. CHAVETTE (E.) . . . . La Belle Alliette.
30. — Lilie, Tutue, Bebeth.
190. — Le Procès Pictompin.
198. CHINCHOLLE (CH.). . . Le Vieux Général.
120. CIM (ALBERT). . . . . Les Prouesses d'une Fille.
329. — Les Amours d'un Provincial.
364. — La Petite Fée.
125. CLADEL (LÉON) . . . . Crête-Rouge.
18. CLARETIE (JULES) . . . La Mansarde.
85. COLOMBIER (MARIE) . . Nathalie.
358. — Sacha.
163. CONSTANT (BENJAMIN) . Adolphe.
282. COQUELIN CADET . . . Le Livre des Convalescents. (Illust.)
347. CORA PEARL . . . . . Mémoires.
328. CORDAY (MICHEL) . . . Misères secrètes.
390. — Mon lieutenant.
303. COTTIN (MADAME). . . Elisabeth.

Nos

26. COURTELINE (G.) . . . Le 51e Chasseurs.
153. — Madelon, Margot et Cie.
228. — Les Facéties de Jean de la Butte.
252. — Ombres parisiennes.
237. — Boubouroche.
271. COUTURIER (CL.) . . . Le Lit de cette personne.
357. CYRANO DE BERGERAC . Voyage dans la Lune.
259. DANRIT (CAPITAINE) . . La Bataille de Neufchâteau.
419. — Les Exploits d'un sous-marin.
238. DANTE. . . . . L'Enfer.
360. DARZENS. . . . . Le Roman d'un Clown.
2. DAUDET (ALPHONSE) . . La Belle-Nivernaise.
131. — Les Débuts d'un Homme de Lettres.
179. DAUDET (ERNEST). . . Le Crime de Jean Malory.
50. — Jourdan Coupe-Tête.
217. — Le Lendemain du péché.
332. — Les 12 Danseuses du château de Lamolle.
342. — Le Prince Pogoutzine.
352. — Les Duperies de l'Amour.
244. DELCOURT (P.) . . . . Le Secret du Juge d'Instruction.
29. DELVAU (ALFRED) . . . Les Amours buissonnières.
58. — Mémoires d'une Honnête Fille.
134. — Le grand et le petit Trottoir.
220. — A la porte du Paradis.
235. — Les Cocottes de mon Grand-Père.
254. — Miss Fauvette.
169. — Du Pont des Arts au Pont de Kehl.
89. DESBEAUX (E.) . . . . La Petite Mendiante.
70. DESLYS (CH.). . . . . L'Abîme.
155. — Les Buttes Chaumont.
225. — L'Aveugle de Bagnolet.
48. DHORMOYS (P.) . . . . Sous les Tropiques.
262. DICKENS (CH.) . . . . Un Ménage de la Mer.
240. — La Terre de Tom Tiddler.
207. — La Maison hantée.
21. DIDEROT . . . . Le Neveu de Rameau.
66. DIGUET (CH.). . . . . Moi et l'autre (ouvrage couronné).
314. DOLLFUS (PAUL) . . . Modèles d'Artistes (illustré).
117. DOSTOIEWSKY . . . . Ame d'Enfant.
337. — Les Précoces.
343. DRAULT (JEAN) . . . . Les Aventures de Bécasseau.
455. — L'impériale de l'omnibus.
24 DRUMONT (ÉDOUARD) . Le Dernier des Trémolin.
140. DUBUT DE LAFOREST . Belle-Maman.
158. DU CAMP (MAXIME). . . Mémoires d'un Suicidé.
152. DUMAS (ALEXANDRE). . La Marquise de Brinvilliers.
192. — Les Massacres du Midi.
221. — Les Borgia.
231. — Marie Stuart.
285. DURIEU (L.) . . . . . Ces bons petits collèges.

N°s
331. DURIEU (L.) . . . . . . Le Pion.
8. DUVAL (G.) . . . . . . Le Tonnelier.
241. ENNE (F.) et F. DELISLE La Comtesse Dynamite.
121. ERASME. . . . . Colloques choisis (couronné).
368. — Eloge de la folie (couronné).
27. ESCOFFIER . . . . . . Troppmann.
124. EXCOFFON (A.) . . . . Le Courrier de Lyon.
208. FIÉVÉE (J.) . . . . . La Dot de Suzette.
104. FIGUIER (Mme LOUIS). . Le Gardian de la Camargue.
164. — Les Fiancés de la Gardiole.
471. FISCHER (MAX ET ALEX). Avez-vous cinq minutes?
1. FLAMMARION (CAMILLE). Lumen.
51. — Rêves étoilés.
101. — Voyages en Ballon.
151. — L'Éruption du Krakatoa.
201. — Copernic et le système du monde.
251. — Clairs de Lune.
301. — Qu'est-ce que le Ciel?
351. — Excursions dans le Ciel.
401. — Curiosités de la Science.
451. — Les caprices de la foudre.
449. FONCLOSE (Mme M. DE). Guide pratique des Travaux de Dames
313. FRAGEROLLE et COSSERET. Bohême bourgeoise.
340. GARCHINE . . . . . . La Guerre.
17. GAUTIER (THÉOPHILE). Jettatura.
53. — Avatar. — Fortunio.
139. GAUTIER (Mme JUDITH). Les Cruautés de l'Amour.
391. GAWLIKOWSKI. . . . . Guide complet de la Danse.
397. GAY (ERNEST) . . . . Fille de comtesses.
349. GINESTET (H. DE) . . . Souvenirs d'un prisonnier de guerre en Allemagne.
194. GINISTY (P.). Seconde nuit (roman bouffe. Préface par A. Silvestre).
23. GŒTHE . . . . Werther.
172. GOGOL (NICOLAÏ) . . . Les Veillées de l'Ukraine.
197. — Tarass Boulba.
367. — Contes et Nouvelles.
28. GOLDSMITH . . . . . Le Vicaire de Wakefield.
177. GOZLAN (LÉON) . . . . Le Capitaine Maubert.
361. — Polydore Marasquin.
363. GRÉBAUVAL (A.). . . . Le Gabelou.
256. GREYSON (E.). . . . . Juffer Daadge et Juffer Doortje.
168. GROS (J.) . . . . . . Un Volcan dans les Glaces.
210. — L'homme fossile.
297. — Les Derniers Peaux-Rouges.
308. — Aventures de nos Explorateurs.
60. GUÉRIN-GINISTY . . . La Fange.
149. — Les Rastaquouères.
307. GUICHES (GUSTAVE) . . L'Imprévu.
106. GUILLEMOT (G.) . . . Maman Chautard.
230. GUYOT (YVES) . . . . Un Fou.

Nos

348. GYP . . . . Dans l'Train.
108. HAILLY (G. D'). . . . Fleur de Pommier.
157. — Le Prix d'un Sourire.
406. — Un cœur d'or.
9. HALT (Mme ROBERT).. Hist. d'un Petit Homme (ouvr. cour.).
76. — Brave Garçon.
91. — La Petite Lazare.
417. — Battu par des Demoiselles.
68. HAMILTON . . . . Mémoire du Chevalier de Grammont.
338. HÉGÉSIPPE MOREAU. . . Le Myosotis.
355. HENNIQUE (LÉON) . . . Benjamin Rozes.
87. HEPP (A.) . . . . L'Amie de Madame Alice.
295. HOFFMANN. . . . . . . Contes fantastiques.
41. HOUSSAYE (ARSÈNE). . Lucia.
61. — Madame Trois-Etoiles.
119. — Les Larmes de Jeanne.
142. — La Confession de Caroline.
187. — Julia.
433. — Mlle de La Vallière et Mme de Montespan.
245. HUCHER (F.) . . . . . La Belle Madame Pajol.
407. — Œuvre de Chair.
HUGO (VICTOR) . . . . La Légende du Beau Pécopin.
13. JACOLLIOT (L.) . . . . Voyage aux Pays Mystérieux.
56. — Le Crime du Moulin d'Usor.
67. — Vengeance de Forçats.
200. — Les Chasseurs d'Esclaves.
247. — Voyage sur les rives du Niger.
261. — Voyage au pays des Singes.
445. — Fakirs et Bayadères.
81. JANIN (JULES) . . . . L'Ane mort.
286. — Contes.
294. — Nouvelles.
97. JOGAND (M.). . . . . . L'Enfant de la Folle.
405. LACOUR (PAUL) . . . . Le diable au corps.
392. LAFARGUE (FERNAND). . Les Ciseaux d'Or.
408. — Les Amours passent...
443. — La fausse piste.
467. — Fin d'Amour.
315. LA FONTAINE. . . . . Contes.
284. LANO (PIERRE DE) . . . Jules Fabien.
345. LAPAUZE (HENRY) . . . De Paris au Volga (couronné).
372. LA QUEYSSIE (EUG. DE) . La Femme de Tantale.
133. LAUNAY (A. DE). . . . Mademoiselle Mignon.
278. LAURENT (ALBERT) . . La Bande Michelou.
383. LAVELEYE (E. DE). . . Sigurd et les Eddas.
437. LEMERCIER DE NEUVILLE (L.). Les Pupazzi inédits.
272. LE ROUX (HUGUES) . . L'Attentat Sloughine.
38. LEROY (CHARLES) . . . Les Tribulations d'un Futur.
144. — Le Capitaine Lorgnegrut.
289. — Un Gendre à l'Essai.

Nos		
176.	LESSEPS (FERDINAND DE).	Les Origines du Canal de Suez.
439.	LETTRES GALANTES D'UNE FEMME DE QUALITÉ.	
66.	LEX	Comment on se marie.
15.	LHEUREUX (P.)	P'tit Chéri (Histoire parisienne).
288.	—	Le Mari de Mlle Gendrin.
185.	LOCKROY (ED.)	L'Ile révoltée.
459.	LONGFELLOW	Evangéline.
102.	LONGUEVILLE	L'Art de tirer les Cartes.
16.	LONGUS	Daphnis et Chloé.
195.	MAEL (PIERRE)	Pilleur d'épaves (mœurs maritimes).
209.	—	Le Torpilleur 29.
264.	—	La Bruyère d'Yvonne.
334.	—	Le Roman de Joël.
33.	MAISTRE (X. DE) . . .	Voyage autour de ma Chambre.
40.	MAIZEROY (RENÉ) . .	Souvenirs d'un Officier.
59.	—	Vava Knoff.
148.	—	Souvenirs d'un Saint-Cyrien.
159.	—	La Dernière Croisade.
182.	MARGUERITTE (P.) . .	La confession posthume.
86.	MARTEL (T.)	La Main aux Dames.
232.	—	La Parpaillotte.
362.	—	L'Homme à l'Hermine.
453.	—	Dona Blanca.
472.	—	La Tuile d'or.
82.	MARY (JULES)	Un coup de Revolver.
173.	—	Un Mariage de confiance.
243.	—	Le Boucher de Meudon.
64.	MAUPASSANT (GUY DE) .	L'Héritage.
111.	—	Histoire d'une Fille de Ferme.
11.	MENDÈS (CATULLE) . .	Le Roman Rouge.
65.	—	Monstres parisiens (nouvelle série).
44.	—	Pour lire au Bain.
94.	—	Le Cruel Berceau.
114.	—	Pour lire au Couvent.
154.	—	Pierre le Véridique, roman.
211.	—	Jeunes Filles.
196.	—	Jupe Courte.
234.	—	Isoline.
250.	—	L'Art d'Aimer.
266.	—	L'Enfant amoureux.
388.	—	Verger-Fleuri.
90.	MÉROUVEL (CH.) . . .	Caprice des Dames.
110.	MÉTÉNIER (OSCAR) . . .	La Chair.
270.	—	La Grâce.
227.	—	Myrrha-Maria.
321.	—	La Croix.
170.	MEUNIER (V.)	L'Esprit et le Cœur des Bêtes.
52.	MICHELET (MADAME) . .	Quand j'étais Petite.
63.	MIE D'AGHONNE	L'Écluse des Cadavres.
115.	—	L'Enfant du Fossé.

Nos		
218.	MIE D'AGHONNE	Les Aventurières.
118.	MOLÈNES (E. DE) . . .	Pâlotte.
130.	MONSELET (CHARLES). .	Les Ruines de Paris.
239.	MONTAGNE (ÉD.) . . .	La Bohème camelotte.
93.	MONTEIL (E.).	Jean des Galères.
370.	MONTET (JOSEPH) . . .	Le justicier.
135.	MONTIFAUD (M. DE) . .	Héloïse et Abélard.
338.	MOREAU (HÉGÉSIPPE). .	Le Myosotis.
304.	MOREAU-VAUTHIER (CH.)	Les Rapins.
69.	MOULIN (MARTIAL). . .	Nella.
290.	—	Le Curé Comballuzier.
267.	MOULIN (MARTIAL) ET PIERRE LEMONNIER.	Aventures de Mathurins.
216.	MULLEM (L.)	Contes d'Amérique.
161.	MURGER (HENRI). . . .	Le Roman du Capucin.
310.	NACLA (VICOMTESSE). .	Par le Cœur.
384.	—	Par-ci, par-là.
4.	NAPOLÉON Ier.	Allocutions et Proclamations militaires.
309.	—	Messages et Discours politiques.
249.	NERVAL (GÉRARD DE). .	Les Filles du feu.
333.	—	Aurélia.
199.	NEWSKY (P.).	Le Fauteuil Fatal.
371.	NION (FRANÇOIS DE) . .	L'Usure.
312.	NOEL (ÉDOUARD) . . .	L'Amoureux de la Morte.
19	NOIR (LOUIS).	L'Auberge Maudite.
132.	—	La Vénus cuivrée.
205.	—	Un Tueur de Lions.
457.	—	Trésor caché.
465.	—	Au fond de l'abîme.
242.	NOIROT (E.)	A travers le Fouta-Djallon.
374.	PARDIELLAN (P. DE) . .	L'implacable service.
265.	PAZ (MAXIME).	Trahie.
95.	PELLICO (SILVIO) . . .	Mes prisons.
385.	PELLOUTIER (LÉONCE) .	Ma tante Mansfield.
441.	PERRAULT (PIERRE) . .	L'Amour d'Hervé.
277.	PERRET (P.)	La fin d'un Viveur.
427.	—	Petite Grisel.
376.	PÉTRARQUE ET LAURE .	Lettres de Vaucluse.
226.	PEYREBRUNE (G. DE). .	Jean Bernard.
393.	PICHON (LUDOVIC). . .	L'Amant de la Morte.
127.	PIGAULT-LEBRUN . . .	Monsieur Botte.
73.	POÉ (EDGAR)	Contes extraordinaires.
193.	PONT-JEST (R. DE). . .	Divorcée.
188.	POTHEY (A.).	La Fève de Saint-Ignace.
160.	POUCHKINE.	Doubrovsky.
274.	PRADELS (OCTAVE). . .	Les Amours de Bidoche.
378.	—	Le Plan de Nicéphore.
463.	—	Agence matrimoniale.
6.	PRÉVOST (L'ABBÉ). . .	Manon Lescaut.
319.	RAIMES (GASTON DE). .	L'Épave.
316.	RATAZZI (Mme). . . .	La Grand'Mère.

Nos

236. REIBRACH (J). . . . . . La Femme à Pouillot.
258. RENARD (JULES). . . . Le Coureur de Filles.
35. RÉVILLON (TONY) . . . Le Faubourg Saint-Antoine.
78. — Noémi. La Bataille de la Bourse.
136. — L'Exilé.
300. — Les Dames de Neufve-Église.
318. — Aventure de Guerre.
356. RICHE (DANIEL) . . . Amours de Mâle.
330. RICHEBOURG (ÉMILE). . Le Portrait de Berthe.
353. — Sourcils noirs.
46. RICHEPIN (JEAN). . . . Quatre petits Romans.
77. — Les Morts bizarres.
292. ROCHEFORT (HENRI) . . L'Aurore boréale.
354. ROGER-MILÈS . . . . . Pures et impures.
214. ROUSSEIL (Mlle). . . . La Fille d'un Proscrit.
96. RUDE (MAXIME) . . . . Une Victime de Couvent.
126. — Roman d'une Dame d'honneur.
260. — Les Princes Tragiques.
395. SABATIER (E.) . . . . Manuel de l'Agriculteur et du Jardinier.
10. SAINT-PIERRE (B. DE) . Paul et Virginie.
15. SANDEAU (JULES) . . . Madeleine.
80. SARCEY (FRANCISQUE) . Le Siège de Paris.
138. SAUNIÈRE (PAUL) . . . Vif-Argent.
150. SCHOLL (AURÉLIEN) . . Peines de cœur.
336. — L'Amour d'une Morte.
413. SCOTT (WALTER) . . . Le Nain noir.
415. — Le Château périlleux.
175. SÉVIGNÉ (Mme DE) . . Lettres choisies.
98. SIEBECKER (E.). . . . . Le Baiser d'Odile.
335. — Récits héroïques.
404. SIENKIEWICZ (HENRIK). Une idylle dans la Savane.
47. SILVESTRE (ARMAND). . Histoires Joyeuses.
116. — Histoires Folâtres.
165. — Maïma.
180. — Rose de Mai.
283. — Histoires gaies.
293. — Les Cas difficiles.
306. — Les Veillées galantes.
429. — Le célèbre Cadet-Bitard.
206. SIRVEN (ALFRED) . . . La Linda.
213. — Etiennette.
107. SOUDAN (JEHAN). . . . Histoires américaines (illustrées).
71. SOULIÉ (FRÉDÉRIC). . . Le Lion Amoureux.
246. SPOLL (E. A.) . . . . Le Secret des Villiers.
20. STAPLEAUX (L.). . . . Le Château de la Rage.
84. STERNE . . . . Voyage Sentimental.
39. SWIFT. . . . . Voyages de Gulliver.
22. TALMEYR (M.) . . . . Le Grisou.
435. THÉO-CRITT . . . . . Le Bataillon des hommes à poil.
5. THEURIET (ANDRÉ) . . Le Mariage de Gérard.

Nos		
92.	THEURIET (ANDRÉ) . . .	Lucile Désenclos. — Une Ondine.
281.	— . .	Contes tendres.
469.	THIRION (E.).	Mamzelle Misère.
473.	TISSOT (VICTOR) . . .	Au Berceau des Tzars.
79.	TOLSTOÏ	Le Roman du Mariage.
174.	—	La Sonate à Kreutzer.
299.	—	Premiers Souvenirs.
359.	—	A la Hussarde.
377.	—	Napoléon et la Campagne de Russie.
387.	—	Pamphile et Julius.
402.	—	Les Cosaques.
423.	—	Sébastopol (mai et août 1855).
411.	TOLSTOÏ ET BONDAREFF.	Le Travail.
326.	TOPFFER (R.).	La Bibliothèque de mon Oncle.
327.	—	Nouvelles genevoises.
83.	TOUDOUZE (G.)	Les Cauchemars.
212.	TOURGUENEFF (I.). . .	Devant la Guillotine.
55.	—	Récits d'un Chasseur.
109.	—	Premier Amour.
461.	TRISTAN BERNARD. . .	Citoyens, Animaux, Phénomènes.
302.	UZANNE (OCTAVE) . . .	La Bohème du Cœur.
365.	VALDÈS (ANDRÉ). . . .	A la Dérive.
99.	VALLERY-RADOT. . . .	Journal d'un Volontaire d'un an (couronné)
25.	VAST-RICOUARD	La Sirène.
166.	—	Madame Lavernon.
257.	—	Le Chef de Gare.
341.	VAUCAIRE (MAURICE). .	Le Danger d'être aimé.
421.	VAUDÈRE (JANE DE LA).	La Mystérieuse.
269.	VAUTIER (CL.)	Femme et Prêtre.
280.	VEBER (PIERRE). . . .	L'Innocente du Logis.
113.	VIALON (P.)	L'Homme au Chien muet.
369.	VIGNÉ D'OCTON (P.) . .	Mademoiselle Sidonie.
409.	—	Petite Amie.
88.	VIGNON (CLAUDE) . . .	Vertige.
49.	VILLIERS DE L'ISLE-ADAM	Le Secret de l'Échafaud.
100.	VOLTAIRE	Zadig. — Candide. — Micromégas.
350.	—	L'Ingénu.
	VOULQUIN (G.)	Le Tir.
447.	X... (Mme)	Mémoires d'une Préfète de la 3e République
273.	XANROF	Juju.
275.	YVELING RAMBAUD. . .	Sur le tard.
183.	ZACCONE (PIERRE). . .	Seuls !
3.	ZOLA	Thérèse Raquin.
45.	—	Jacques Damour.
103.	—	Nantas.
122	—	La Fête à Coqueville.
181.	—	Madeleine Férat.
255.	—	Jean Gourdon.
263.	—	Sidoine et Médéric.

BIBLIOTHÈQUE POUR TOUS (*Suite*).

J. VILLARD

MANUEL DU CHAUDRONNIER EN FER

Baron BRISSE

PETITE CUISINE DES FAMILLES

Adhémar de LONGUEVILLE

MANUEL COMPLET DES JEUX DE CARTES

SUIVI DE

L'Art de tirer les cartes

L. C.

NOUVEAU GUIDE POUR SE MARIER

suivi du

Manuel du Parrain et de la Marraine

GAWLIKOWSKI

GUIDE COMPLET DE LA DANSE

E. SABATIER

MANUEL DE L'AGRICULTEUR

E. VIGNES

L'ÉLECTRICITÉ CHEZ SOI

LES PIÈCES A SUCCÈS

Publication illustrée de simili-gravures, tirage de luxe sur papier couché

Prix de chaque fascicule grand in-8°, **60 cent.**

La collection des **PIÈCES A SUCCÈS** *ne contient, en effet, que des œuvres qui ont été jouées et qui ont bien mérité leur titre.*

Dans ces Pièces on a pu établir comme une sorte de classement. Certaines peuvent être représentées **intégralement** *par de très jeunes gens dans des institutions, d'autres dans les salons, etc.*

	Hommes	Femmes
Peuvent être jouées dans les institutions :		
Le Gendarme est sans pitié, par Georges Courteline et Norès	4	»
Le Sacrement de Judas, par Louis Tiercelin	4	1
Monsieur Badin, par Georges Courteline	3	»
La Soirée Bourgeois, par Félix Galipaux	2	1
Le Commissaire est bon enfant, par G. Courteline et Jules Lévy	7	1
Les Oubliettes, par Bonis-Charancle	4	1
Capsule, par Félix Galipaux	2	1
Peuvent être jouées dans tous les salons, intégralement ou avec de légères modifications :		
Silvérie, par Alphonse Allais et Tristan Bernard	2	1
Mon Tailleur, par Alfred Capus	1	2
Les Affaires Étrangères, par Jules Lévy	2	3
Le Seul Bandit du Village, par Tristan Bernard	4	2
La Visite, par Daniel Riche	2	1
La Fortune du Pot, par Jules Lévy et Léon Abric	2	2
Service du Roi, par Henri Pagat	3	2
L'Inroulable, par Pierre Wolf	1	2
Conviennent plus spécialement aux théâtres libres :		
Lui, par Oscar Méténier	2	2
La Cinquantaine, par Georges Courteline	1	1
Le Ménage Rousseau, par Léo Trézenik	1	4
En Famille, par Oscar Méténier	3	2

PIÈCES A SUCCÈS (*Suite*)

	Hommes	Femmes
Monsieur Adolphe, par Ern. Vois et Alin Monjardin.	2	2
La Casserole, par Oscar Méténier	8	3
La Revanche de Dupont l'Anguille, par Oscar Méténier (*Prix* 1 fr. 20)	10	3
Une Manille, par Ernest Vois	5	1
Caillette, par H. de Gorrse et Ch. Meyreuil	4	2
Paroles en l'air, par Pierre Veber et L. Abric . . .	5	3
L'Extra-Lucide, par Georges Courteline	1	1
Trop Aimé, par Xanrof.	1	1
Le Portrait (1 acte en vers) par Millanvoye et Cressonois	2	2
L'Ami de la Maison, par Pierre Veber.	3	2
Les Chaussons de Danse, par Auguste Germain . .	2	2
Dent pour Dent, par H. Kistemaeckers	3	1
Petin, Mouillarbourg et Consorts, par Georges Courteline	7	1
Grandeur et Servitude, par Jules Chancel	5	1
La Berrichonne, par Léo Trézenik	3	3
Un verre d'eau dans une tempête, par L. Schneider et A. Sciama	1	2
L'Affaire Champignon, par G. Courteline et P. Veber.	7	2
Le Pauvre Bougre et le **Bon Génie,** par Alph. Allais.	2	1
Les Crapauds. La Grenouille, par Léon Albric . .	2	1
Les Cigarettes, par Max Maurey.	3	1
Nuit d'été, par Auguste Germain	2	2
La Huche à pain (1 acte en vers), par J. Redelsperger	5	2
Si tu savais, ma chère, par Jules Lévy	1	3
La Grenouille et le Capucin, par Franc-Nohain . .	2	1
Le Coup de Minuit, par H. Delorme et Francis Gally.	2	3
Cher Maître, par Xanrof	3	1
Ceux qu'on trompe, par Grenet-Dancourt	2	2
Un Bain qui chauffe, par Pierre Veber.	2	2
Blancheton père et fils, par G. Courteline et P. Veber.	14	4
Un Début dans le monde, par Max Maurey et P. Mathiex.	1	5
Pour la Gosse, par Jules Lévy	3	3

Joli emboîtage pour **25** *pièces. . . . Prix :* **2** *fr.* **50**

OUVRAGES UTILES (*suite*)

FISCH-HOOK

LE LIVRE DU PÊCHEUR

Avec nombreuses illustrations. — Un volume.

BARON BRISSE

LA CUISINE

des ménages bourgeois et des petits ménages

Un fort volume in-18 avec de nombreuses figures
et 200 Recettes utiles

LE SECRÉTAIRE

1 volume illustré par Henriot

Lettres officielles, lettres de jour de l'an, etc.

Dr CAMBOULIVES

L'HOMME et la FEMME A TOUS LES AGES de la VIE

4e Edition augmentée d'un Chapitre sur la **VIE FUTURE**
Un volume in-18 illustré de 25 figures

CHARLES ET ALEXANDRE DUCHIER

LA LOI POUR TOUS

LE PRÉVOYANT EN AFFAIRES. — Un volume

Y. SAINT-BRIAC

LA CUISINE VÉGÉTARIENNE

Un joli volume in-16 . . . . 2 fr. 50

VICOMTESSE NACLA

DICTIONNAIRE DES 36.000 RECETTES

Un fort volume in-32

DICTIONNAIRE RUSTIQUE ILLUSTRÉ

Un volume in-18

COLLECTION DE ROMANS

à 1 fr. 25 le volume

HECTOR MALOT (60 volumes)

Le Lieutenant Bonnet. 1 vol.
Suzanne. . . . . 1 —
Miss Clifton. . . . . . 1 —
Clotilde Martory. . . . 1 —
Marichette . . . . . . 2 —
Pompon. . . . . 1 —
Un Curé de province.. 1 —
Un Miracle . . . . . . 1 —
Romain Kalbris . . . . 1 —
La Fille de la Comédienne . . . . 1 —
L'Héritage d'Arthur . . 1 —
Le Colonel Chamberlin. . . . . 1 —
La Marquise de Lucilière . . . . 1 —
Ida et Carmélita. . . . 1 —
Thérèse. . . . . 1 —
Le Mariage de Juliette 1 —
Une Belle-Mère . . . . 1 —
Séduction. . . . . . . 1 —
Paulette. . . . . 1 —
Bon jeune Homme . . 1 —
Comte du Pape . . . . 1 —
Marié par les prêtres. 1 —
Cara. . . . . 1 —
Vices français. . . . . 1 —
Raphaëlle . . . . 1 —
Duchesse d'Arvernes.. 1 —
Corysandre . . . . . . 1 —
Anie. . . . . 1 vol.
Les Millions honteux.. 1 —
Le Docteur Claude. . . 2 —
Le Mari de Charlotte.. 1 —
Conscience . . . . . . 1 —
Justice . . . . 1 —
Les Amants. . . . . . 1 —
Les Époux. . . . . . . 1 —
Les Enfants. . . . . . 1 —
Les Amours de Jacques 1 —
La Petite Sœur . . . . 2 —
Femme d'argent. . . . 1 —
Les Besoigneux. . . . 2 —
Une Bonne Affaire. . . 1 —
Mère . . . . 1 —
Mondaine . . . . 1 —
Un Mariage sous le second Empire . . . . 1 —
La Belle Madame Donis 1 —
Madame Obernin . . . 1 —
Micheline . . . . 1 —
Le Sang bleu . . . . . 1 —
Baccara. . . . . 1 —
Un Beau-Frère . . . . 1 —
Zyte. . . . . 1 —
Ghislaine . . . . 1 —
Mariage riche. . . . . 1 —
Complices. . . . . . . 1 —
Amours de vieux . . . 1 —
Amours de jeunes. . . 1 —

Romans à 1 fr. 25 le Volume (*Suite*)

EUGÈNE SUE (43 volumes)

Les Sept Péchés capitaux. . . . . 5 vol.
Les Mystères de Paris. 4 —
Mathilde (Mémoires d'une jeune femme). . 4 —
Le Juif Errant. . . . . 4 —
Les Misères des Enfants trouvés . . . . 4 —
La Coucaratcha . . . . 1 —
La Famille Jouffroy. . 3 —
La Salamandre . . . . 1 —
Latréaumont. . . . . . 1 —
La Vigie de Koat Ven. 2 —
Le Commandeur de Malte . . . . 1 —
Le Morne au Diable. . 1 vol.
Les Enfants de l'amour 1 —
Les Mémoires d'un mari 2 —
Les Fils de famille . . 2 —
Deux Histoires (1772-1810) . . . . 1 —
Arthur, journal d'un inconnu. . . . . 2 —
Miss Mary. . . . . 1 —
Paula Monti. . . . . . 1 —
Plick et Plock. — Atar-Gull. . . . . 1 —
Thérèse Dunoyer . . . 1 —

ALEXIS BOUVIER (54 volumes)

Chochotte. . . . . 2 vol.
Les Seins de marbre. . 1 —
La Belle Olga . . . . . 1 —
Les Chansons du peuple 1 —
Mlle Beaubaiser, sage-femme. . . . . 1 —
Une Femme toute nue. 1 —
Ninie. . . . . 1 —
La Petite Baronne . . 1 —
Les Yeux de velours. . 1 —
Les Amours de sang. . 1 —
Le Fils de l'amant. . . 1 —
Veuve et vierge. . . . 1 —
Les Créanciers de l'échafaud. . . . . 2 —
La Princesse Saltimbanque . . . . 2 —
La Rousse. . . . . . . 1 —
Le Domino rose. . . . 1 —
L'Armée du crime. . . 1 —
Lolo. . . . . 2 —
La Femme du mort. . 2 —
La Grande Iza. . . . . 2 —
Iza, Lolotte et Cie. . . 1 —
Iza-la-Ruine. . . . . . 1 vol.
La Mort d'Iza . . . . . 2 —
La Petite Duchesse . . 2 —
Le Bel Alphonse. . . . 2 —
La Sang brûlé. . . . . 1 —
Les Pauvres. . . . . . 1 —
Le Club des Coquins. . 1 —
Mademoiselle Olympe . 1 —
Les Soldats du désespoir. . . . . 1 —
Histoire d'une jolie fille (Bayonnette) . . . . . 2 —
La Belle Grêlée . . . . 2 —
Mademoiselle Beau-Sourire . . . . 1 —
Malheur aux pauvres. . 1 —
Le Mariage d'un forçat 1 —
Le Drame de Saint-Cyr (La Bouginotte) . . . 2 —
Étienne Marcel . . . . 1 —
Amour, Misère et Cie. 1 —
Le Mouchard . . . . . 2 —
Le Fils d'Antony . . . 2 —

Capitaine DANRIT

LA GUERRE FATALE

(*France-Angleterre*)

GRANDE PUBLICATION ILLUSTRÉE PAR L. COUTURIER

I. **A BIZERTE.** Un beau volume in-8° jésus, illustré :
Prix, broché, **5** fr.
Relié toile, tranches dorées, plaque, **8** fr.

II. **EN SOUS-MARIN.** Un beau volume in-8° jésus illustré :
Prix broché, **5** fr.
Relié toile, tranches dorées, plaque, **8** fr.

III. **EN ANGLETERRE.** Un beau volume in-8° jésus illustré :
Prix broché, **5** fr.
Relié toile, tranches dorées, plaque, **8** fr.

Les 3 parties en un seul volume : Prix, relié, **20** fr.

Collection in-18 jésus, à 3 fr. 50 le Volume.

La Guerre de demain. Dessins et couvertures en couleurs de P. de Sémant. (Ouvrage couronné par l'Académie française) :

— *La Guerre de Forteresse* . . . . 2 vol.
— *En Rase Campagne* . . . . 2 vol.
— *En Ballon*. 2 vol.

La Guerre fatale. — *France-Angleterre*, édition illustrée par L. Couturier et H.-P. Dillon.

— *A Bizerte*. 1 vol.
— *En sous-marin* . . . . 1 vol.
— *En Angleterre* . . . . 1 vol.

DANRIT et DE PARDIELLAN

Le Journal de guerre du *Lieutenant Von Piefke*. . . . 2 vol.
(Contre-partie de la « Guerre de Forteresse » racontée par un officier allemand.)

Capitaine DANRIT

L'INVASION JAUNE

Grande publication illustrée par G. DUTRIAC,

1re partie : **La Mobilisation Sino-Japonaise**

1 volume in-8° illustré, *Prix : broché*. 4 50
Relié toile, plaque, tranches dorées 7 50

2e partie : **A travers l'Europe**

1 volume, in-8° illustré, *Prix* 7 50
Relié toile, plaque, tranches dorées 10 50

Les deux parties réunies en un volume.

Prix broché . . . . 12 »
Relié toile, plaque, tranches dorées . . . . . 15 »

L'INVASION NOIRE

LA GUERRE AU VINGTIÈME SIÈCLE

GRANDE PUBLICATION, ILLUSTRÉE PAR PAUL DE SÉMANT

1re partie : **Mobilisation Africaine.**

2me partie : **Concentration, Pélerinage à La Mecque.**

3e partie : **A travers l'Europe.**

4me partie : **Autour de Paris.**

Prix de chaque volume grand in-8° jésus : 4 fr.

Souscription permanente des ouvrages ci-dessus et de la *Guerre Fatale* in-8° en livraisons à 10 cent. et en séries à 50 cent.

Œuvres d'Alphonse DAUDET

à 3 fr. 50 le Volume

Aventures prodigieuses de Tartarin de Tarascon. Illustrations de Rossi, Montégut, Myrbach . . . . . . 1 vol.

Tartarin sur les Alpes. Illustrations de Myrbach, Aranda, Rossi . . . . 1 vol.

Port-Tarascon, Dernières aventures de l'illustre Tartarin. Illustrations par Bieler, Montégut, Montenard, etc. 1 vol.

Sapho. *Édition illustrée par Rossi, Myrbach, etc* . . . . . 1 vol.

Jack. Illustrations par Rossi et Myrbach. . . . . 1 vol.

Les Rois en exil. Illustrations de Bieler, Myrbach, etc. 1 vol.

Trente ans de Paris. Illustrations de Montégut, Myrbach, Rossi, etc . . . . 1 vol.

Souvenirs d'un homme de lettres. Illustrations de Montégut, Rossi, Bieler, Myrbach, etc. . . . . 1 vol.

L'Obstacle, Dessins de Bieler, Gambard, Marold et Montégut . . . . 1 vol.

Rose et Ninette. Frontispice de Marold . . . . 1 vol.

L'Évangéliste. Illustrations de Marold, etc. . . . . . . 1 vol.

Robert Helmont. Illustrations de Picard, etc. . . . . . 1 vol.

Premier voyage, Premier mensonge. Illustrations de Bigot-Valentin . . . . 1 vol.

La Fédor, Pages de la vie. Illustrations de Fabrès, 1 vol.

La petite Paroisse. Illustrations de H.-P. Dillon . . . 1 vol.

La Belle-Nivernaise, histoire d'un vieux bateau et de son équipage. Illustrations de G. Fraipont . . . . . . 1 vol.

Œuvres
de
Camille FLAMMARION
à 3 fr. 50 le volume

Astronomie des Dames. Illustrations . . . . 1 vol.
En reliure plaque. . . . . 5 fr.

Les Eruptions volcaniques . . . . 1 vol.

L'inconnu et les Problèmes psychiques . . . . . . 1 vol.

La fin du Monde. Illustrations de J.-P. Laurens, Rochegrosse, etc. . . . . 1 vol.

Dieu dans la Nature ou le Spiritualisme et le Matérialisme devant la Science. Avec portrait. . . . . 1 vol.

Dans le Ciel et sur la Terre. Tableaux et harmonies. Illustrations de Kauffmann . . . . 1 vol.

La Pluralité des Mondes habités, au point de vue de l'Astronomie, de la Physiologie et de la Philosophie naturelle. Avec figures . . . . 1 vol.

Stella, roman . . . . 1 vol.

Uranie. Illustrations de E. Bayard, Bieler, Falero, etc. 1 vol.

Les Mondes imaginaires et les Mondes réels. Revue des théories humaines sur les habitants des Astres. Avec figures . . . . 1 vol.

Récits de l'Infini. Lumen. — Histoire d'une Ame. La vie universelle et éternelle . . . . 1 vol.

Sir Humphry Davy. Les Derniers jours d'un Philosophe, Entretiens sur la Nature, etc. Traduit de l'anglais. 1 vol.

Mes Voyages aériens. Journal de bord de douze voyages en ballon, avec plans topographiques. . . . . 1 vol.

Ouvrages de la Baronne STAFFE

Publiés dans le format in-18 jésus

Prix du volume broché. 3 fr. 50 — Cartonnage spécial, en plus. 0 fr. 50

ÉDITIONS REVUES, CORRIGÉES ET AUGMENTÉES

Usages du monde. Règles du savoir-vivre dans la Société moderne. — *Naissance.* — *Baptême.* — *Le Mariage.* — *Les Visites.* — *La Conversation.* — *Les Dîners, etc.* . . . . 1 vol.

Le Cabinet de Toilette. — *Agencement.* — *Soins corporels.* — *Conseils et Recettes.* — *Bijoux, etc.* 1 vol.

La Maîtresse de Maison et l'Art de recevoir chez soi. — *L'entrée en ménage.* — *La Femme d'intérieur.* — *Les Secrets de la ménagère, etc.* . . . . . 1 vol.

Traditions culinaires. — *L'Art de manger toutes choses à table.* . . . . 1 vol.

La Correspondance dans toutes les circonstances de la vie. — *Enfance.* — *Premières amitiés.* — *Fiançailles.* — *Vie conjugale.* — *Vie sociale.* — *Serviteurs.* — *Lettres d'affaires, etc.* . . . . 1 vol.

Ouvrages de la Baronne STAFFE (*Suite*)

Mes Secrets. — *Pour plaire et pour être aimée.* 1 vol.

La Femme dans la Famille. — *La Fille.* — *L'Épouse.* — *La Mère*. . . . . 1 vol.

Pour augmenter son Bien-être. . . . . 1 vol.

Les Hochets féminins. — *Bijoux*, *Dentelles*, *Éventails*, *etc*. . . . . 1 vol.

Les 9 volumes reliés richement, réunis dans un étui
Prix : **45** francs

OUVRAGES DE MADEMOISELLE ROSE

100 façons d'accommoder le veau. Un vol. in-16. . . . . . » 75
100 façons de préparer les œufs. Un vol. in-16.. . . . . . . » 75
100 — — les pommes de terre. Un vol. in-16. » 75
100 — — les potages. Un vol. in-16 . . . . . » 75
100 — — les entremets sucrés. Un vol. in-16. » 75
100 — — les plats froids. Un vol. in-16 . . . » 75
100 — d'accommoder les restes. Un vol. in-16. . . . . » 75
100 — de préparer les plats maigres. Un vol. in-16. . . » 75
100 — de préparer les sauces. Un vol. in-16. . . . . . . » 75
100 — de préparer le gibier. Un vol. in-16. . . . . » 75
100 façons de se guérir (accidents et petites maladies). Un vol. in-16. . . . . » 75

Œuvres de Pierre SALES

à 3 fr. 50 le Volume

Les Rois du Monde :
Le Roi de l'acier . . . . 1 vol.
Le Roi de l'or . . . . 1 vol.
Le Secret du bonheur. . . . . 1 vol.
Oiseau de luxe . . . . 1 vol.
Les Habits rouges . . . . 1 vol.
Césarette. . . . . 1 vol.
Le Ruban rouge :
L'Honneur du Mari . . . . 1 vol.
Le Rachat de la Femme . . . . 1 vol.
Le Secret du blessé. Illustrations de Rudaux. . . . . 1 vol.
Le Haut du pavé . . . . 1 vol.
Les Madeleines . . . . 1 vol.
Jeanne de Mercœur . . . . 1 vol.
Louise Mornans . . . . 1 vol.
Mariage manqué. Nouvelles . . . . 1 vol.
Le Puits mitoyen. . . . . 1 vol.
Abandonnées . . . . 1 vol.
Une Vipère. — Orphelines ! . . . . 2 vol.
Le Diamant noir . . . . 1 vol.
La Mèche d'or . . . . 1 vol.
La femme endormie . . . . 1 vol.
Un Drame financier. — Robert de Campignac. . . . 2 vol.
Incendiaire ! . . . . 1 vol.
L'Enfant du péché. — Passions de jeunes filles . . . 2 vol.
Fille de prince. — Premier prix d'opéra . . . . . . 2 vol.
Miracle d'amour. — Le petit Charbonnier. . . . . 2 vol.
La Fée du Guildo. — La Malouine. . . . . 2 vol.
Le Corso rouge. — L'Écuyère . . . . 2 vol.
Chaîne dorée. — Olympe Salverti . . . . 2 vol.
La Course aux Millions. — La Mariquita . . . . . . 2 vol.
Beau Page . . . . 1 vol.
L'Argentier de Milan . . . . 1 vol.

GÉOGRAPHIE (*suite*)

La publication se vend aussi en séries à 0 *fr.* 60 *et en fascicules régionaux comme il suit :*

FRANCE DU NORD

Paris et le Département de la Seine	4 50
Seine-et-Oise	2 »
Ile-de-France	6 50
Picardie, Artois et Flandre	6 50
Normandie	8 »

FRANCE DE L'OUEST

Bretagne	10 »
Maine-Anjou	4 50
Touraine-Orléanais	7 »
Berry-Bourbonnais	4 »

FRANCE DE L'EST

Champagne	6 »
Lorraine-Belfort	4 50
Franche-Comté	4 »
Bourgogne	6 50
Nivernais-Lyonnais	5 »

FRANCE DU SUD-OUEST

Le Poitou	5 »
Aunis, Saintonge, Angoumois, Limousin	6 »
Guyenne et Gascogne, I : *Gironde, Dordogne, Lot, Lot-et-Garonne*	7 »
Guyenne et Gascogne, II, et Béarn : *Tarn-et-Garonne, Aveyron, Landes, Gers, Htes-Pyrénées, Basses-Pyrénées.*	7 50

FRANCE DU SUD-EST

Roussillon, Comté de Foix	2 »
Languedoc	7 50
Auvergne, Marche	4 »
Savoie, Dauphiné	4 50
Littoral méditerranéen : *Provence, Nice, Avignon*	6 50
Corse	1 50

GÉOGRAPHIE (*suite*)

COLONIES FRANÇAISES

Algérie	5 »
Tunisie	2 »
Maroc	2 »
Afrique occidentale française	4 »
Madagascar, Réunion, etc	2 50
Colonies d'Asie	6 »
Colonies d'Amérique	2 50
Colonies d'Océanie	1 50

L'OUVRAGE SE VEND ÉGALEMENT PAR DÉPARTEMENT, AVEC CARTE SPÉCIALE

1re Série à 0 fr. 75

Alpes (Basses).
Alpes (Hautes).
Ardèche.
Ariège.
Belfort (Territoire de).
Cantal.
Creuse.
Lozère.
Savoie.
Savoie (Haute).

2me Série à 1 fr. 35

Ain.
Aisne.
Allier.
Alpes-Maritimes.
Ardennes.
Aude.
Aveyron.
Charente.
Cher.
Corrèze.
Corse.
Doubs.
Drôme.
Eure.
Eure-et-Loir.
Gard.
Garonne (Haute).
Gers.
Hérault.
Indre.
Isère.
Jura.
Landes.
Loire.

GÉOGRAPHIE (*suite et fin*)

2me Série à 1 fr. 35 (*Suite*)

Loire (Haute).
Lot.
Lot-et-Garonne.
Manche.
Marne.
Marne (Haute).
Mayenne.
Meurthe-et-Moselle.
Meuse.
Nièvre.
Oise.
Orne.
Puy-de-Dôme.
Pyrénées (Basses).
Pyrénées (Hautes).
Pyrénées-Orientales.
Saône-et-Loire.
Saône (Haute).
Sarthe.
Tarn.
Tarn-et-Garonne.
Var.
Vaucluse.
Vendée.
Vienne (Haute).
Vosges.

3me Série à 1 fr. 95

Aube.
Bouches-du-Rhône.
Calvados.
Charente-Inférieure.
Côte-d'Or.
Côtes-du-Nord.
Deux-Sèvres.
Dordogne.
Finistère.
Ille-et-Vilaine.
Indre-et-Loire.
Loiret.
Loir-et-Cher.
Maine-et-Loire.
Morbihan.
Pas-de-Calais.
Seine-et-Marne.
Seine-et-Oise.
Somme.
Vienne.
Yonne.

4me Série à 2 fr. 50

Gironde.
Loire-Inférieure.
Nord.
Rhône.
Seine-Inférieure.

www.ingramcontent.com/pod-product-compliance
Ingram Content Group UK Ltd.
Pitfield, Milton Keynes, MK11 3LW, UK
UKHW031834260826
14628UKWH00001B/375

9 782016 188941